Joep P. V. M. de Jong – **Vollständiger Akupunkturatlas**

Joep P. V. M. de Jong,
Arzt für Akupunktur und Naturheilweisen

Vollständiger Akupunkturatlas

12 Hauptmeridiane
12 transversale Lo-Meridiane
12 longitudinale Lo-Meridiane und die Unregelmäßigen
12 Tendomuskuläre Meridiane
12 aparte Meridiane
8 Wundermeridiane
6 Große Meridiane

ENNSTHALER VERLAG, A-4400 STEYR

3. Auflage 2003

Vom Holländischen ins Deutsche übertragen von Hans Reinmiedl.

ISBN 3 85068 410 5

Inhalt

Vorwort

Lieber Leser,

Praktische Bücher über Akupunktur gibt es nicht so viele. Ein Buch wie dieses erfüllt dann auch ein großes Bedürfnis. Dieses Praxisbuch hat als Einschränkung, daß man keine wissenschaftlichen Abhandlungen vorfindet. Darin deckt die heutige Literatur schon alles weiträumig ab.
Der Autor ist ein allgemein ausgebildeter Arzt, der sich offensichtlich für Akupunktur entschieden hat, sonst hätte er dieses Buch nicht geschrieben.
Warum? Seine Antwort ist, daß Akupunktur viel zur Kenntnis und Fähigkeit eines Therapeuten hinzufügt. Unter den Schulmedizinern findet man viele, die die Akupunktur ablehnen, die sie im Laufe der Zeit hindurch als etwas Magisches betiteln, als etwas Mystisches und in letzter Zeit als Placebo. Diese Ansicht wurde als wissenschaftlich dargestellt, offensichtlich sind sie unkundig der Tatsache, daß dieses Wissen auf Messung beruht. In den letzten 25 Jahren haben sich die meisten Behauptungen der Akupunktur als meßbar erwiesen, wie: das Bestehen eines Energiekreislaufes und von Akupunkturpunkten mit Hilfe von Isotopenuntersuchungen und Thermographie, mit elektrischen Mitteln, mit histologischen, biochemischen und biophysischen Untersuchungen.
Es zeigt sich, daß Akupunktur bei Babys und bei Tieren wirkt. Will man diese bestehenden Tatsachen nicht anerkennen, dann muß man wohl ein pathologischer Besserwisser sein, auch wenn man Arzt, Wissenschaftler oder Professor ist.
Akupunktur, wir sagten es bereits, fügt viel zur Kenntnis und Fähigkeit eines Therapeuten hinzu. Der Akupunkteur studiert den lebenden menschlichen Organismus in Beziehung zu viel mehr inneren und äußeren Faktoren als die reguläre Heilkunde und berücksichtigt Faktoren wie Ernährung, Chronobiologie, elektromagnetische Umgebungseinflüsse, psychische Verfassung, Berufsumstände etc.
Ein Akupunkteur will viel wissen, er widmet dem Patienten viel Aufmerksamkeit. Selbst die Schulmediziner sagen, daß dies dem Patienten gut tut und diese darum auf die „Akupunkturplacebotherapie" reagieren.
Man fragt sich in diesem Zusammenhang zwei Dinge:
– Warum widmet man in der Schulmedizin dem Patienten nicht mehr Aufmerksamkeit?

– Warum verfügt die Akupunktur über so einen wirksamen „Placebo"-effekt?
Akupunktur basiert auf dem Taoismus, einer Philosophie, worin die Liebe im Mittelpunkt steht und worin schon vor vielen Jahrhunderten das, was jetzt als Psycho-Neuro-Immunologie bezeichnet wird, einen wichtigen Platz einnahm. Präventive Heilkunde wird da als das Logischste angesehen.
Akupunktur wird mit Recht als die Kunst der Mitmenschlichkeit bezeichnet und sie arbeitet mit subtilen Mitteln, die nicht teuer und nicht schädlich sind. Akupunktur ist also hier und dort auch zugänglich für Laien, sodaß auch sie sich mehr auf fruchtbare Weise mit ihrer Gesundheit beschäftigen können.
Akupunktur kann ein wichtiger Zusatz für die Schulmedizin sein und kann die wissenschaftliche Forschung kräftig stimulieren, sie kann viele hoffnungslose Fälle aus der Sackgasse holen, von avancierten Diagnosen und Therapien, die nicht zu dem gewünschten Ergebnis führten.
Die taoistische Philosophie lehrt den Akupunkteur, Verständnis zu haben für Andersdenkende und für menschliche Vergnügungen und lehrt auch, daß Menschen gemeinsam mehr wissen und können.
Zusammenarbeit mit Schulmedizinern kann das kollegiale Bewußtsein verbessern. Ein Vorbild sind die vielen offenen Thoraxoperationen, die unter Akupunkturanalgesie durchgeführt wurden. Die WHO empfiehlt die Akupunktur bei Hunderten von Krankheiten.
Es wäre schön, wenn die Verleugner erst die Akupunktur studieren würden und in der Praxis anwenden würden, bevor sie sich darüber auslassen.
Obwohl, es ist ein mühsames und langwieriges Studium und ein Verwerfen a priori ist viel bequemer und bis heute auch besser akzeptiert.
Die Wahl für die Akupunktur ist eine Frage von Mut, Geduld, Bescheidenheit, Menschlichkeit und ethischem Bewußtsein.
Möge dieses Buch, und daran zweifle ich nicht, vielen behilflich sein bei der praktischen Anwendung der Akupunktur. Ich wünsche dazu viel Erfolg.

Alphons van der Burg
Dozent an der Niederländischen Ärzte-Akupunktur-Stiftung (NAAS)
und der Stiftung NVVF

Einleitung

Dieser Akupunturatlas ist gedacht für Menschen, die sich mit energetischer Heilkunde beschäftigen, also mit Akupunktur, Kinesiologie, Touch for Health, Meridiantherapie. Bei den verschiedenen Meridiansystemen ist angegeben, wie sie gebraucht werden müssen.
Der Atlas ist gedacht als ein Arbeitsbuch, für den Gebrauch in der täglichen Praxis. Therapien werden zwar angegeben, aber nicht erklärt. Diese Information finden Sie in anderen Handbüchern. Teilgebiete der Akupunktur, vor allem Ohrakupunktur und Kopfakupunktur, wurden in diesem Buch nicht behandelt, auch darüber sind genügend gute Bücher auf dem Markt.
Hoffentlich erleichtert dieses Buch Ihre Arbeit.

Joep de Jong

Von einer Anzahl Akupunkturpunkten z. B. Galle 39 oder Blase 56 ist die genaue Lage umstritten. Verschiedene Bücher deuten denn auch verschiedene Stellen an. In diesem Atlas ist soweit wie möglich die Lage gewählt, die J.C. Darras in Teil I seines Buches: Traité d' acupuncture Médicale benutzt.
Auch die Numerierung der Blasenmeridiane ist verschieden. Manche Bücher numerieren den medialen Teil der Blasenmeridiane am Rücken von 11 bis 35 und zählen dann weiter am lateralen Teil bis in die Kniehöhle von 36 bis 54.
In diesem Atlas läuft die Numerierung der medialen Blasenstrecke bis in die Kniehöhle von 11 bis 40 und der lateralen Strecke von 41 bis 54.
Die Zeichnungen sind so gemacht, daß der Leser, der eine andere Numerierung oder Lage benützen möchte, diese einfach in die Zeichnungen einfügen kann.

Techniken von Tonisieren, Sedieren und Stimulieren

Tonisieren: Energie zu einem Akupunkturpunkt zuführen, symbolisiert durch ⊕

* Stechen während der Patient ausatmet.
* Stechen in Richtung des Energiekreislaufes.
* Die Nadel langsam stechen, in drei Etappen, nach der Tiefe, untief stechen.
* Drehe die Nadel rechtsherum, in die Richtung, in welcher man eine Schraube hineinschraubst.
* Laß die Nadel kurz stecken und entferne sie mit einer schnellen Bewegung.
* Massiere den Punkt dicht, um ein Entweichen der Energie zu verhüten.

Sedieren: Energie von einem Akupunturpunkt vertreiben, symbolisiert durch ⊖

* Steche, während der Patient einatmet.
* Steche entgegen der Richtung des Energiekreislaufes.
* Steche die Nadel schnell in die Tiefe und steche tiefer als beim Tonisieren.
* Drehe die Nadel linksherum, in derselben Richtung, wie wenn man eine Schraube herausschraubst.
* Laß die Nadel 10–15 Minuten stecken und hole sie langsam in drei Etappen aus der Haut.
* Laß den Punkt offen.

Stimulieren: einen Punkt regulieren

* Stich die Haut, ohne die Atmung des Patienten zu berücksichtigen.
* Stich schnell, sodaß es so gering wie möglich weh tut.
* Dreh die Nadel zwischen Daumen- und Zeigefinger hin und her, währenddessen sie mit einer rhythmischen Bewegung mit der Hand auf und niederbewegt wird.
* Wenn der Patient die Teh Tchi deutlich spürt, höre mit dem Stimulieren der Nadel auf.
  Wiederhole die Stimulation ein paar Minuten, jedesmal bis das Teh-Tchi-Gefühl wieder auftritt.

Hauptmeridiane (HM)

Hauptmeridiane transportieren alle Energien, sie sind nicht auf den Transport von einer Sorte Energie spezialisiert. Mit Hilfe der antiken Su-Punkte und den Lo-Punkten und Tsri-Punkten kann der Energiekreislauf in den Hauptmeridianen geregelt werden.
Bei der Schmerzbehandlung machen wir häufig Gebrauch von den Hauptmeridianen. Ein Hauptmeridian kann mit Energie aufgefüllt, tonisiert werden, aber es kann auch Energie entzogen werden, er kann sediert werden.
Beim Tonisieren eines HM wird Energie von der Tag–Nacht und der Mann–Frau-Beziehung entzogen. Welche das sind, ist bei den Abbildungen der HM erwähnt. Dort findet man auch die Erklärung für die Abkürzungen, wie H, Dü, Bl, Ni und so fort.
Sedieren eines HM führt Energie zu der Tag–Nacht und Mann–Frau-Beziehung ab.
Tonisieren von einem Yang-HM entzieht außerdem Energie von Tou Mo; tonisieren eines Yin-HM von Jenn Mo.
Beim Sedieren geschieht das Entgegengesetzte.

HM-Behandlung

Tonisieren HM: Tonisierungspunkt ⊕, Quellpunkt ⊕, an beiden Seiten des Körpers.
Sedieren HM: Sedierungspunkt ⊕, Quellpunkt ⊕, beidseitig.

Der Energiekreislauf in einem HM kann beschleunigt oder gebremst werden mit Hilfe der Feuer- und Wasser-Punkte:
Kreislauf beschleunigen: Feuer-Punkt ⊕,
Kreislauf verzögern: Wasser-Punkt ⊕.

Die Energie in einem HM kann auch besser verteilt werden mit Hilfe des Erde-Punktes: Energieverteilung harmonisieren: Erde-Punkt ⊕.

Bei einer Störung der Eingeweide (Fou: Dü-Bl-Gb-Di-Ma) wird meistens die Iu-Mo-Technik angewandt. Die Iu- (= Zustimmungspunkt) und Mo- (=„Alarmpunkt") -Punkte auf Rücken und Bauch werden dabei tonisiert.
Aber es gibt auch eine Behandlungstechnik auf dem Hauptmeridian: dessen Ro-Punkt und Gb 34 werden reguliert.
Bei Organstörungen (Tsang: H-Ni-Le-Lu-MP) wird neben der Iu-Mo-Technik die Iong-Iu-Technik angewandt, wobei der Iong- und der Iu-Punkt tonisiert werden (der Iu-Punkt auf dem HM).

Erkrankungen der Knochen und Muskeln können behandelt werden durch Sedieren der King-Punkte von demjenigen Yin-Meridian, der über die erkrankte Region läuft.

Beispiele: bei einer Magenstörung: Jm 12 ⊕, Bl 21 ⊕, Ma 36, Gb 34;
bei einer Leberstörung: Le 14 ⊕, Bl 18 ⊕, Le 2 ⊕, Le 3 ⊕;
bei einer Störung in den Leisten: Ni 7 Θ, Le 6 Θ, MP 5 Θ.

Transversale Lo-Meridiane (TLM)

TLM verbinden gekoppelte Hauptmeridiane miteinander. Sie laufen vom Lo-Punkt zum Quellpunkt. Ein Lo-Punkt gibt leicht Energie ab, währenddessen ein Quell-Punkt leicht Energie aufnimmt. Durch Sedieren von einem Lo-Punkt eines HM und durch Tonisieren des Quell-Punktes des gekoppelten HM, verstärkt man die Zirkulation in dem betreffenden TLM.
Das mag nur durchgeführt werden, wenn die körpereigenen Energien gestört sind.
Sind pathogene Energien, die von außen einwirken, mit im Spiel, dann dürfen die TLM nicht eingeschaltet werden. Man würde auf diese Weise eine Störung von der Oberfläche in die Tiefe führen.
Die Hauptmeridiane sind wie folgt gekoppelt:

H - HM mit Dü - HM
Bl - HM Ni - HM
KS - HM 3E - HM
Gb - HM Le - HM
Lu - HM Di - HM
Ma - HM MP - HM

TLM-Behandlung

* Sediere den Lo-Punkt von dem gekoppelten HM, sodaß Energie von dem gekoppelten zu dem leeren HM zuströmen kann.
* Tonisiere den Quell-Punkt von dem leeren HM.

Herz-Hauptmeridian (H-HM)

11–13 Uhr (=entsprechende Uhrzeit nach der chines. Organuhrzeit)

Tag–Nacht-Beziehung: Gb (=gegenüberliegendes Organ bei der Organuhr. Die „Galle-Zeit“ ist von 23–01 Uhr)

Mann–Frau-Beziehung: Lu (hier ist das Organ gemeint, welches bei der Pulsdiagnose an der gleichen Stelle und in der gleichen Tiefe, aber an der anderen Hand zu tasten ist. In diesem Beispiel:
Herz ist der 1. Puls, tief, links,
Lunge ist der 1. Puls, tief, rechts)

Iu-Punkt: Bl 15 (=Zustimmungspunkt)

Mo-Punkt: Jm 14 (=Alarmpunkt)

Tsri-Punkt: H 6
Bl 49

Ting	9	Holz	Tonisierungspunkt
Iong	8	Feuer	Element-Punkt
Iu	7	Erde	Sedierungspunkt
King	4	Metall	
Ro	3	Wasser	

Lo-Punkt: H 5
Quell-Punkt: H 7

Transversale Lo-Meridiane:

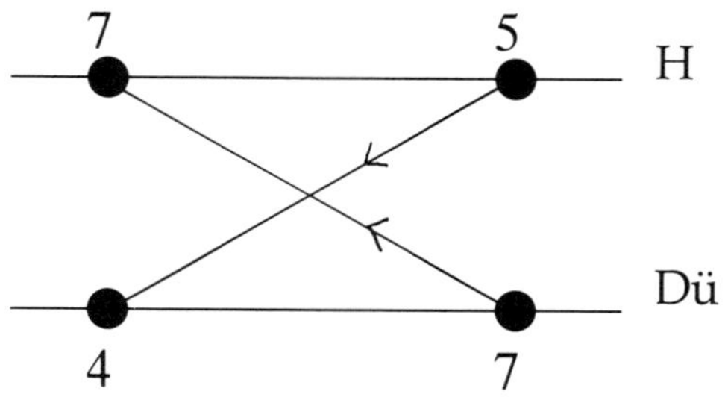

H – HM – Verlauf

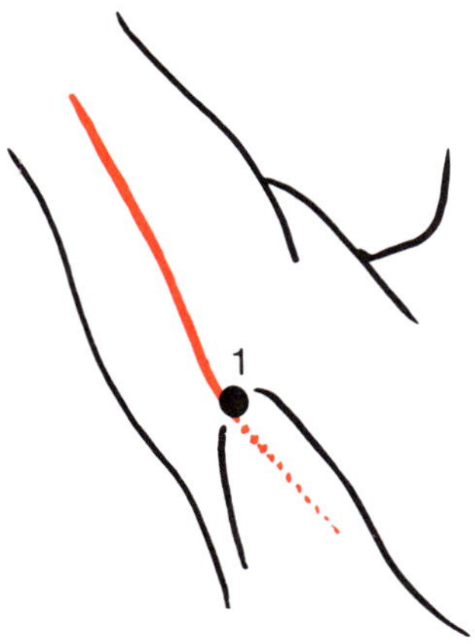
1

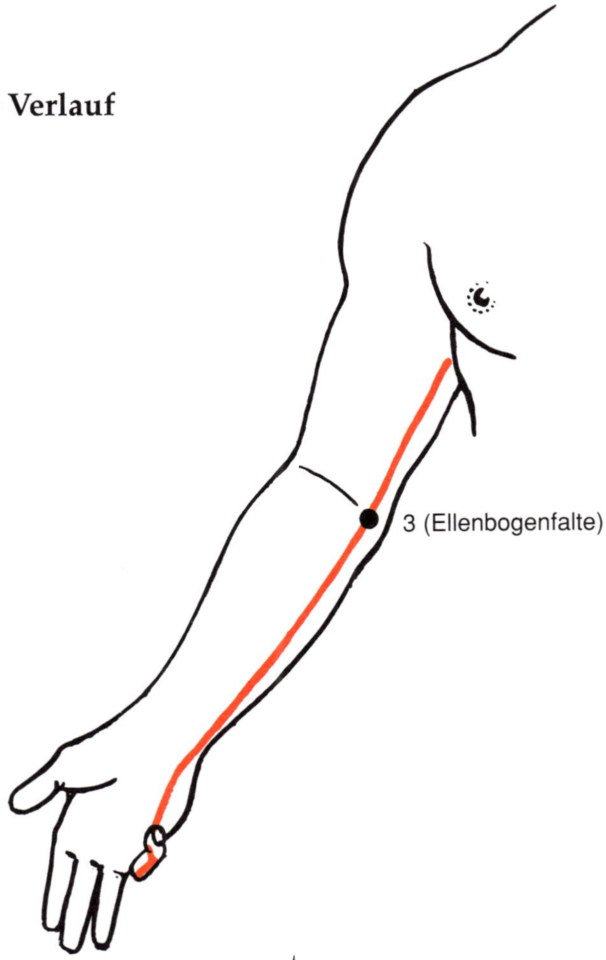
3 (Ellenbogenfalte)

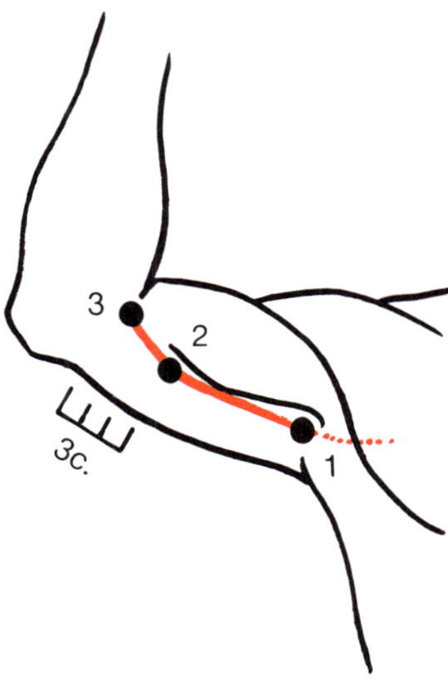
3
2
1
3c.

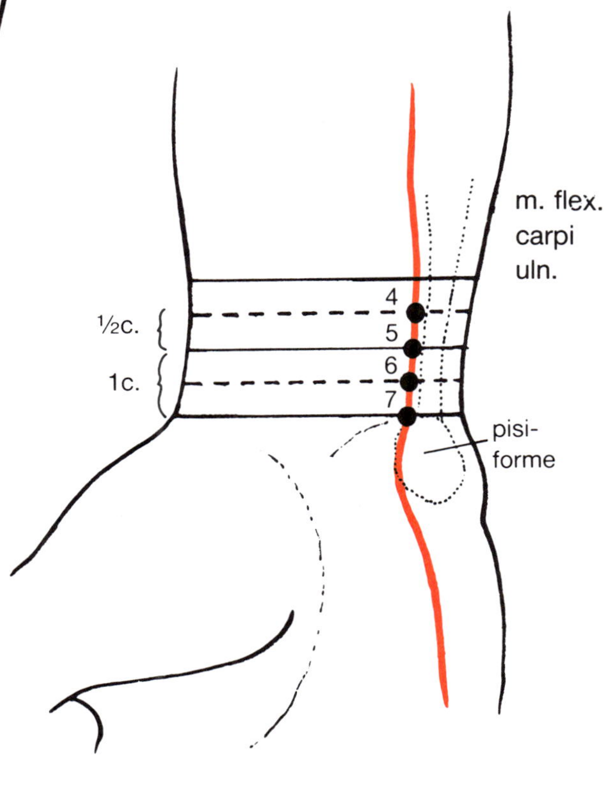
m. flex.
carpi
uln.
½c.
1c.
4
5
6
7
pisi-
forme

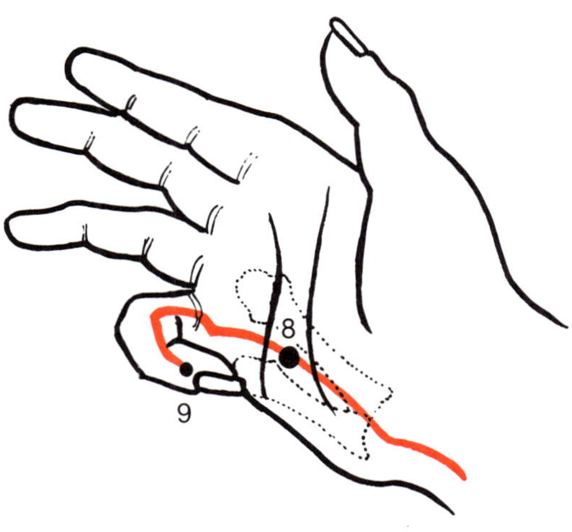
8
9

Verlauf H – HM (innerlich)

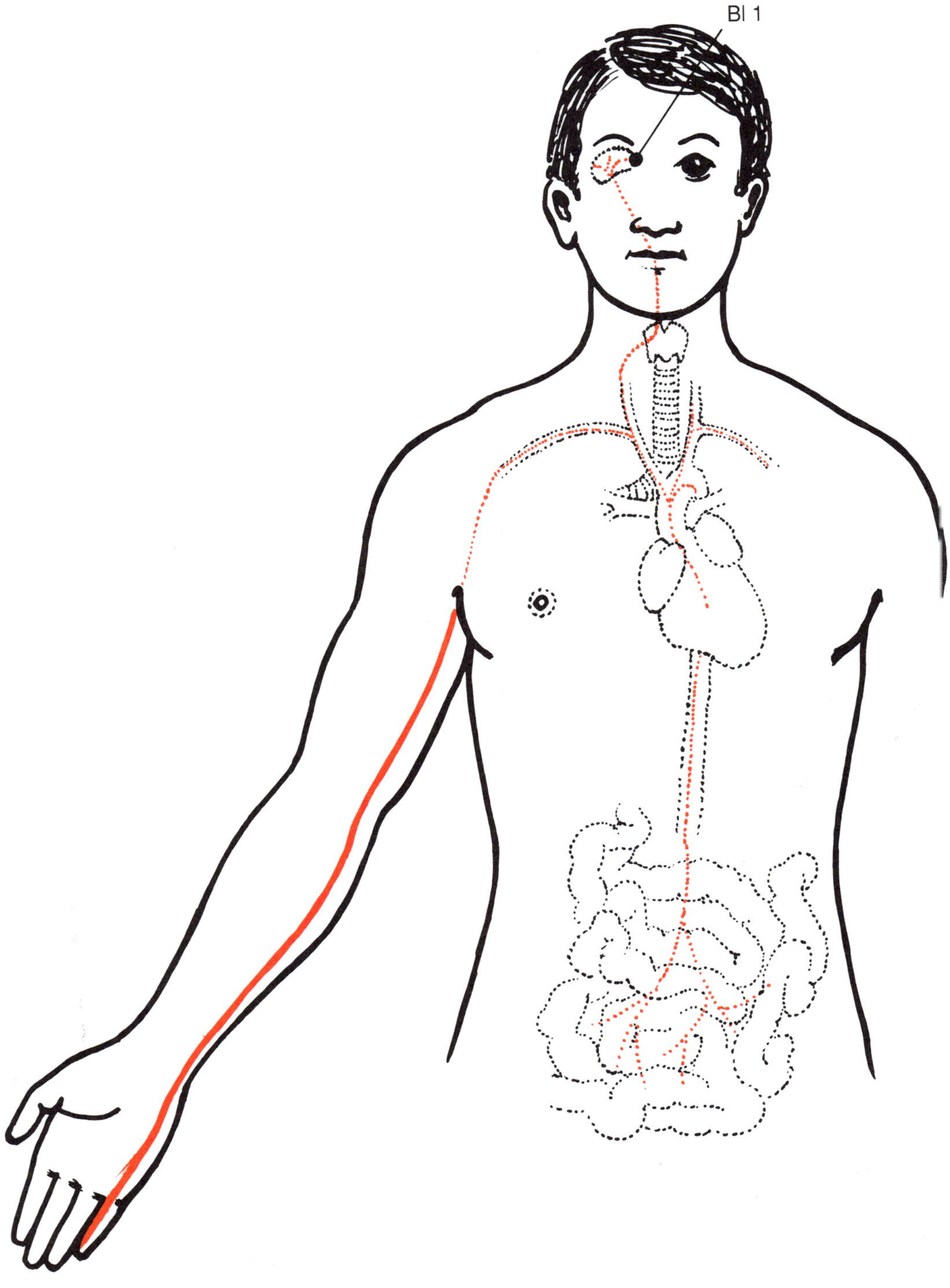

Dünndarm-Hauptmeridian (Dü-HM)

13–15 Uhr (=entsprechende Uhrzeit nach der chines. Organuhrzeit)

Tag–Nacht-Beziehung: Le

Mann–Frau-Beziehung: Di

Iu-Punkt: Bl 27 (=Zustimmungspunkt)

Mo-Punkt: Jm 4 (=Alarmpunkt)

Tsri-Punkt: Dü 6

Ting	1	Metall	
Iong	2	Wasser	
Iu	3	Holz	Tonisierungspunkt
King	5	Feuer	Elementpunkt
Ro	8	Erde	Sedierungspunkt

Lo-Punkt: Dü 7
Quell-Punkt: Dü 4

Transversale Lo-Meridiane:

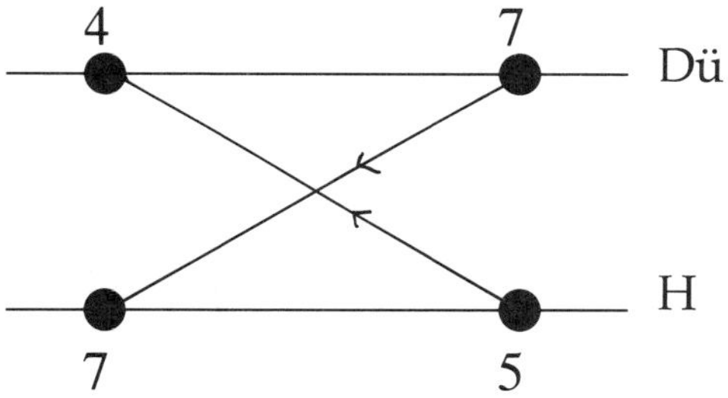

Dü – HM – Verlauf

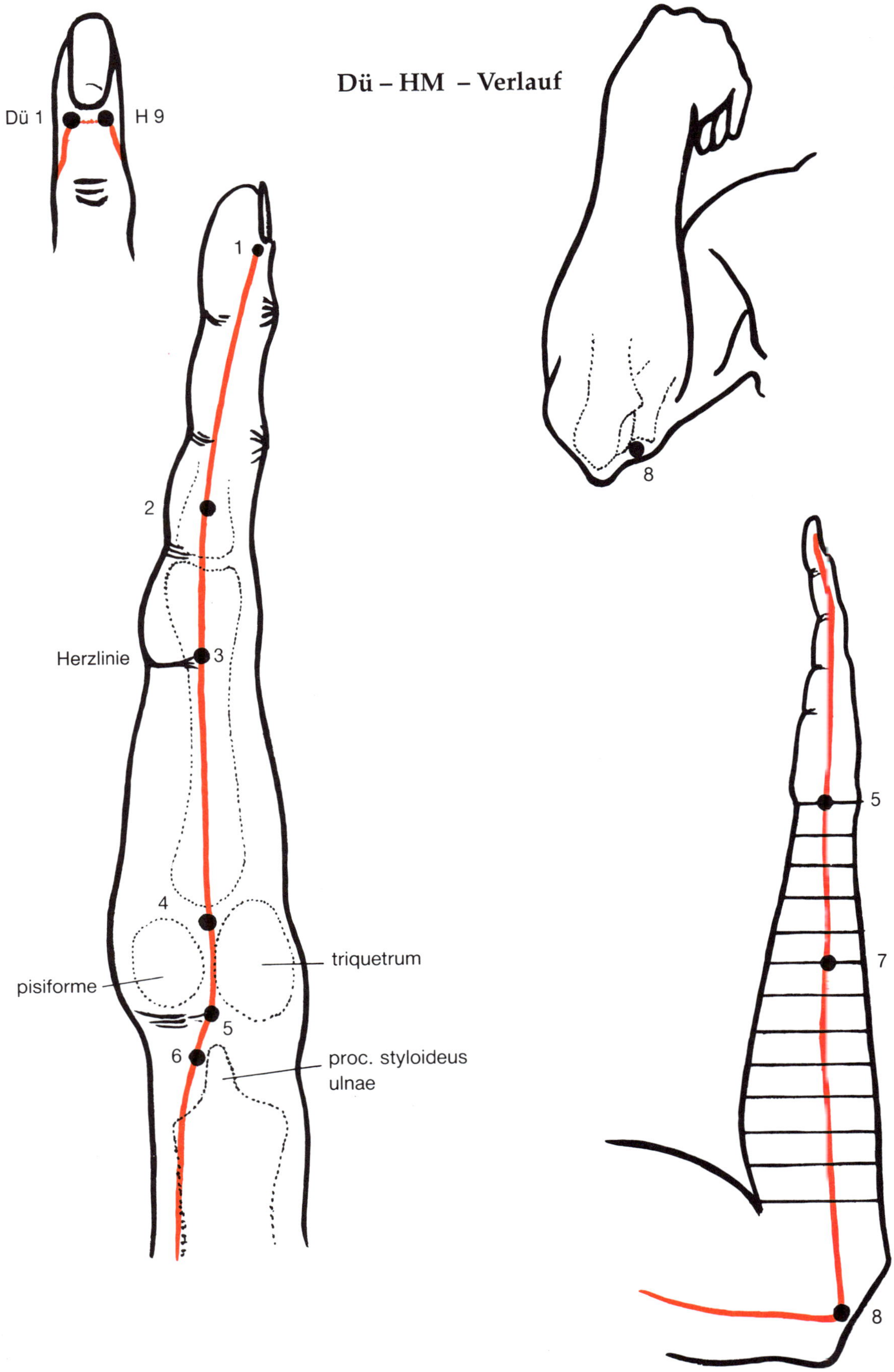

Dü – HM – Verlauf

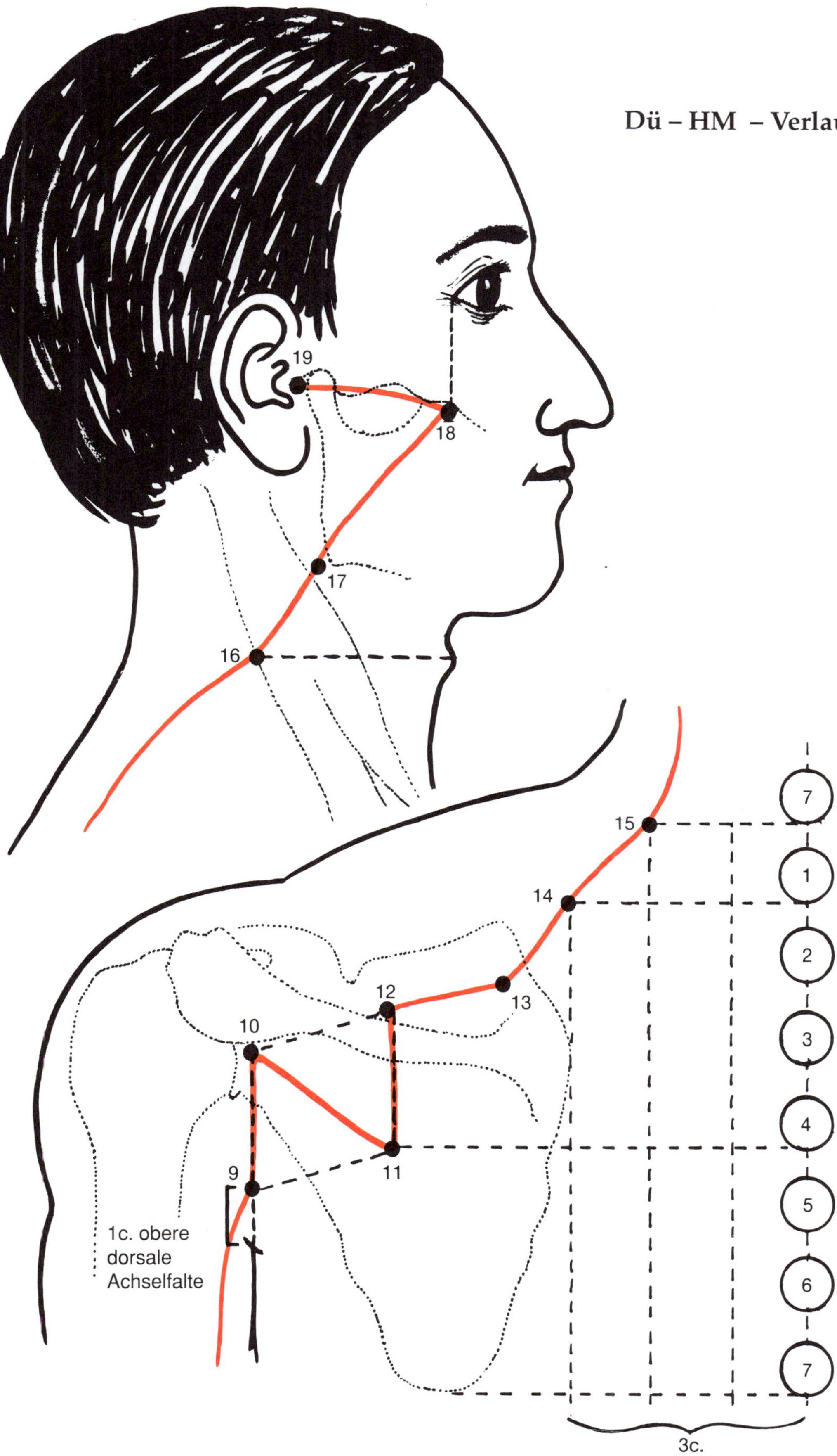

Verlauf Dü – HM (innerlich)

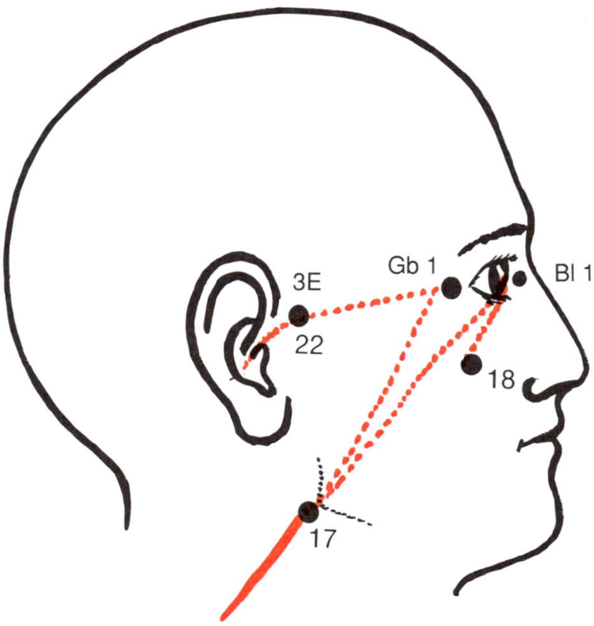

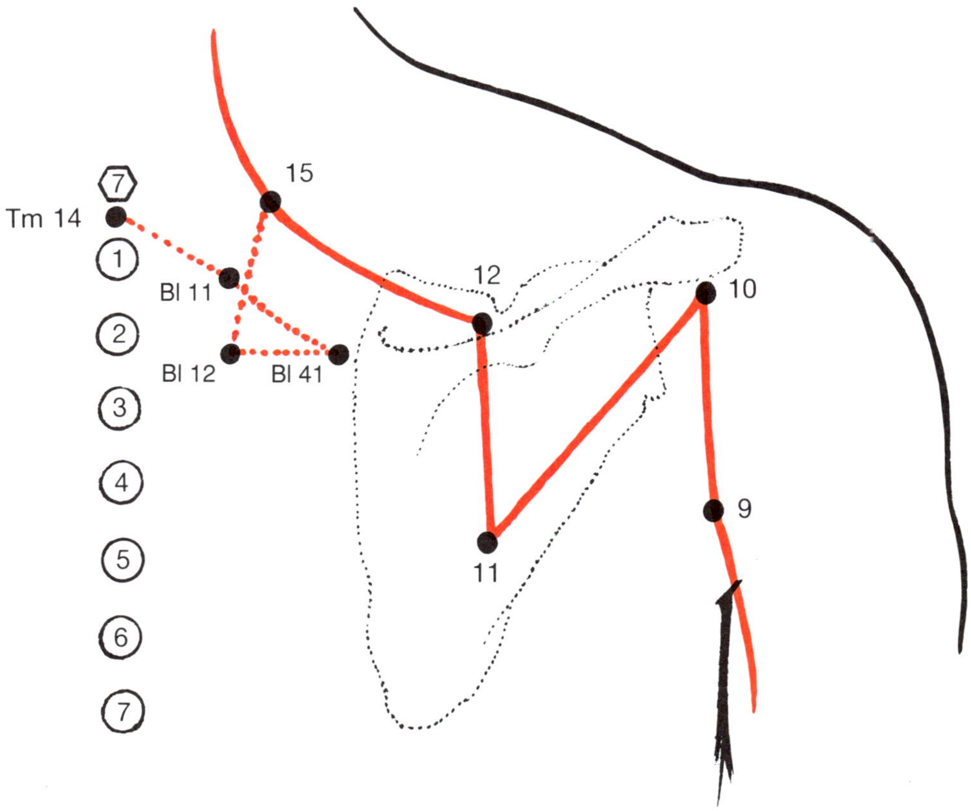

Verlauf Dü – HM (innerlich)

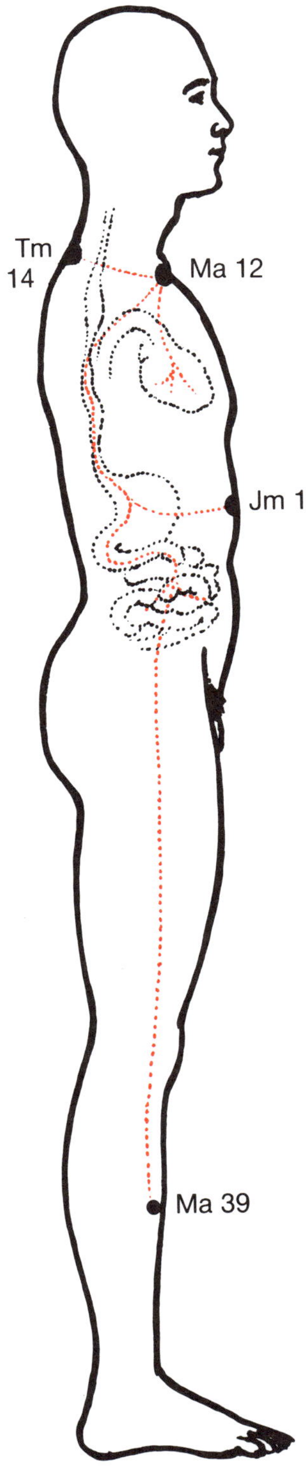

Blasen-Hauptmeridian (Bl-HM)

15–17 Uhr (=entsprechende Uhrzeit nach der chines. Organuhrzeit)

Tag–Nacht-Beziehung: Gb

Mann–Frau-Beziehung: 3E

Iu-Punkt: Bl 28 (=Zustimmungspunkt)

Mo-Punkt: Jm 3 (=Alarmpunkt)

Tsri-Punkt: Bl 63

Ting	67	Metall	Tonisierungspunkt
Iong	66	Wasser	Elementpunkt
Iu	65	Holz	Sedierungspunkt
King	60	Feuer	
Ro	40	Erde	

Lo-Punkt: Bl 58
Quell-Punkt: Bl 64

Transversale Lo-Meridiane:

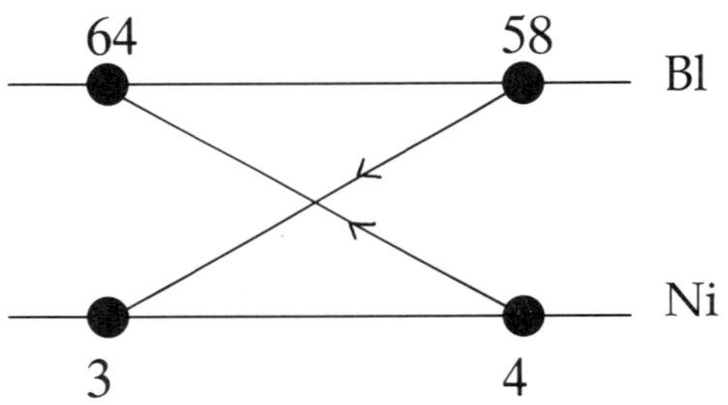

Bl – HM – Verlauf

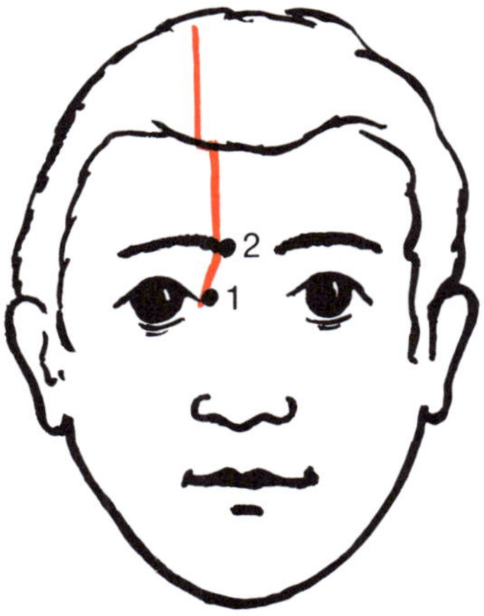

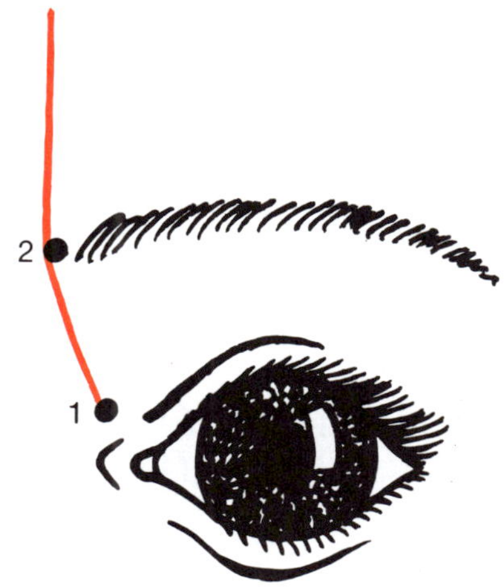

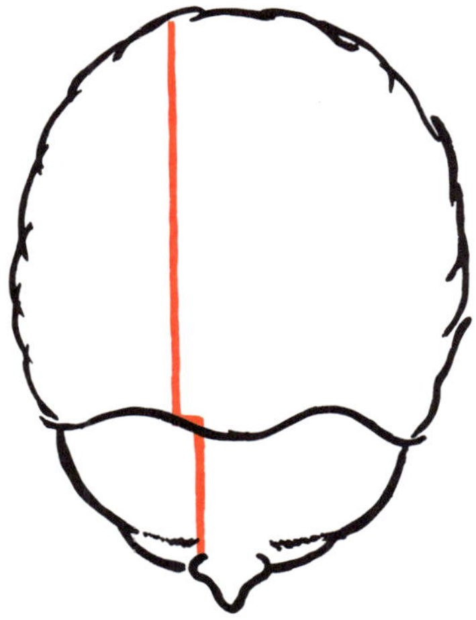

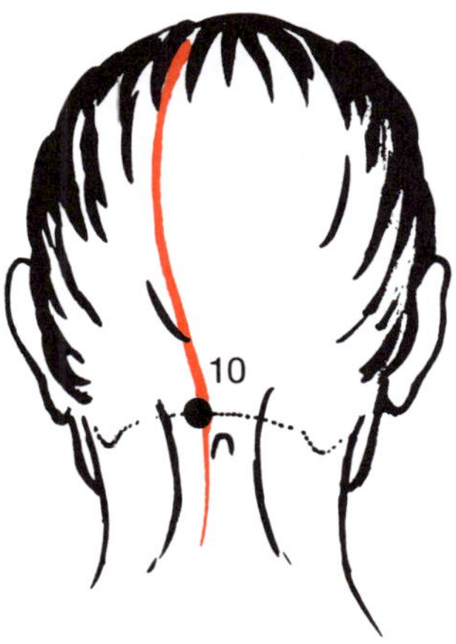

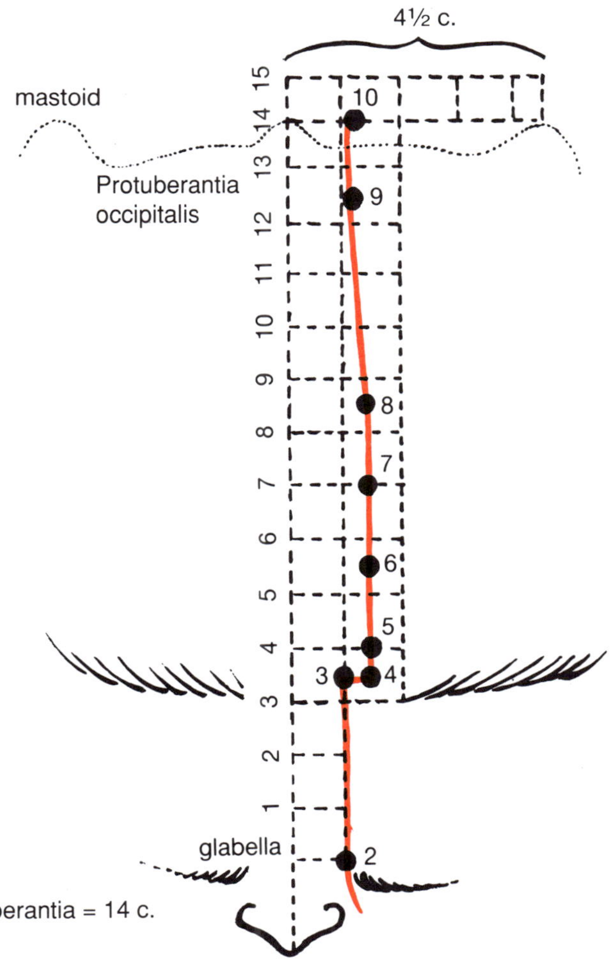

Glabella – untere Protuberantia = 14 c.

Bl – HM – Verlauf

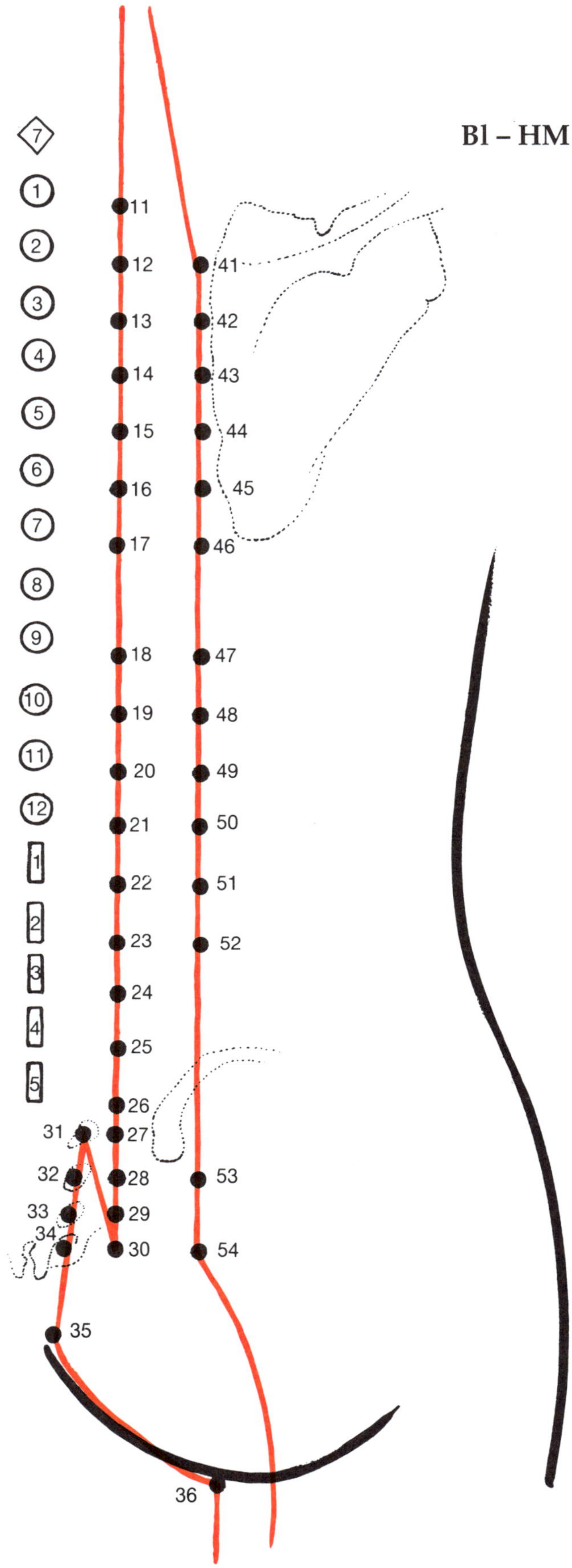

Bl – HM – Verlauf

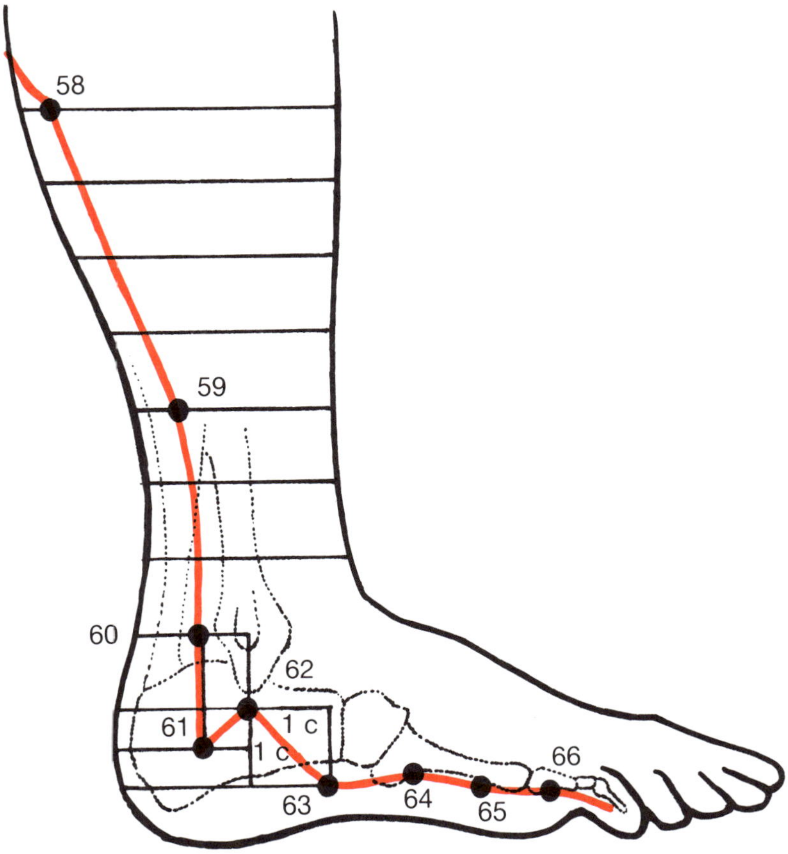

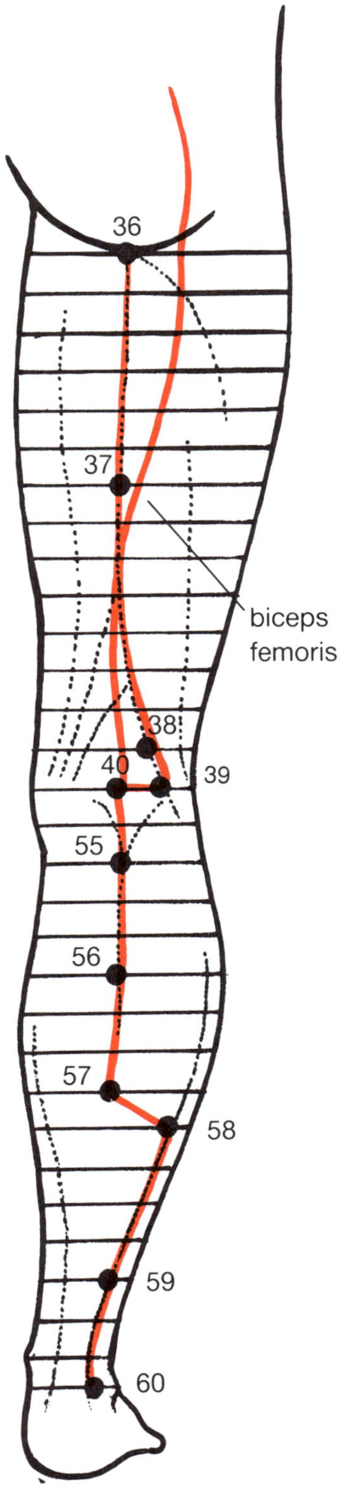

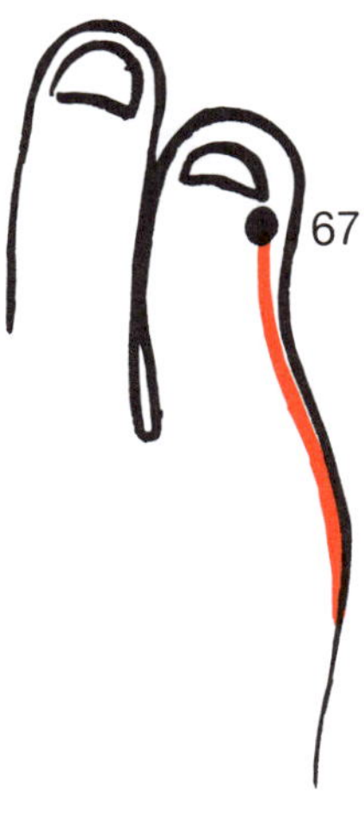

Verlauf Bl – HM (innerlich)

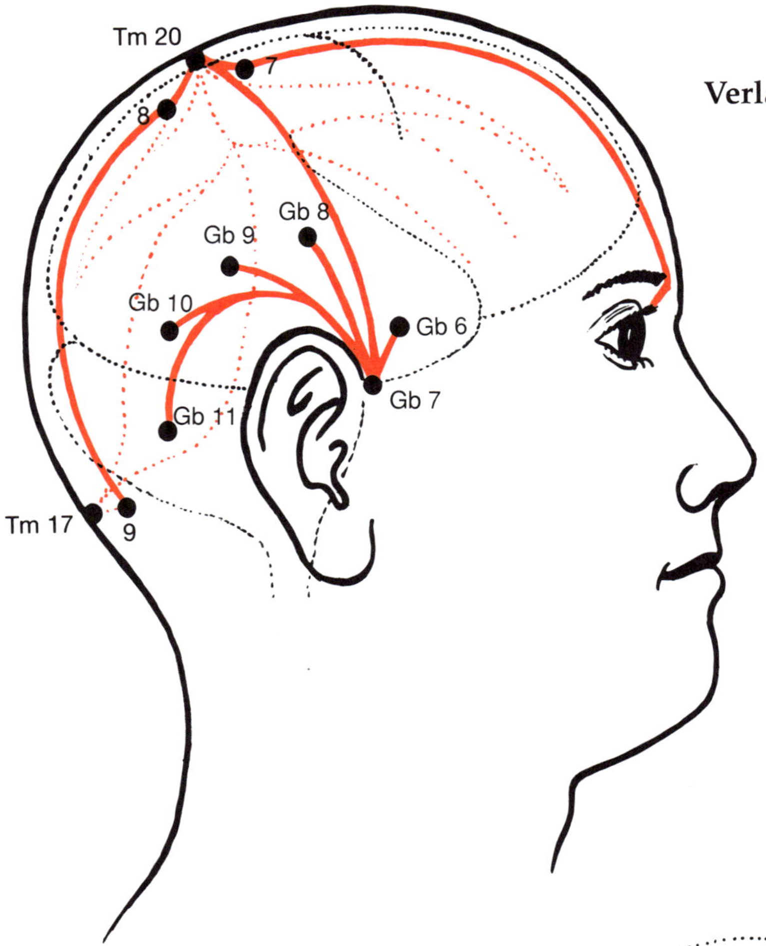

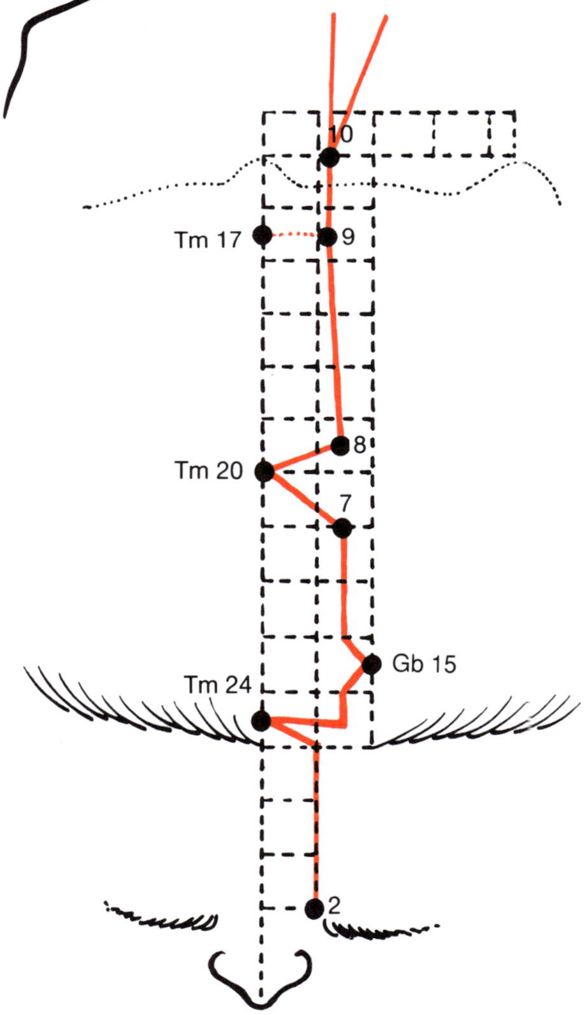

Verlauf Bl – HM (innerlich)

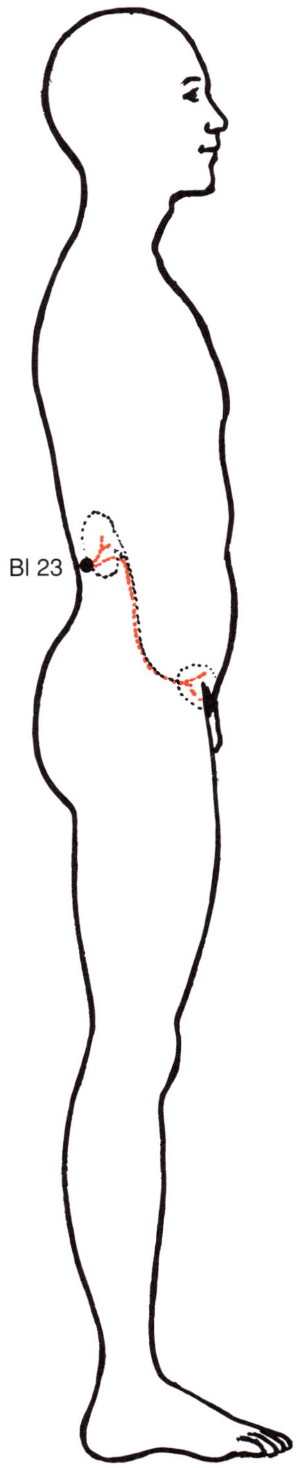

Nieren-Hauptmeridian (Ni–HM)

17–19 Uhr (=entsprechende Uhrzeit nach der chines. Organuhrzeit)

Tag–Nacht-Beziehung: Di

Mann–Frau-Beziehung: KS

Iu-Punkt: Bl 23 (=Zustimmungspunkt)

Mo-Punkt: Gb 25 (=Alarmpunkt)

Tsri-Punkt: Ni 5
Bewegungs-Punkt: Bl 44

Ting	1	Holz	Sedierungspunkt
Iong	2	Feuer	
Iu	3	Erde	
King	7	Metall	Tonisierungspunkt
Ro	10	Wasser	Elementpunkt

Lo-Punkt: Ni 4
Quell-Punkt: Ni 3

Transversale Lo-Meridiane:

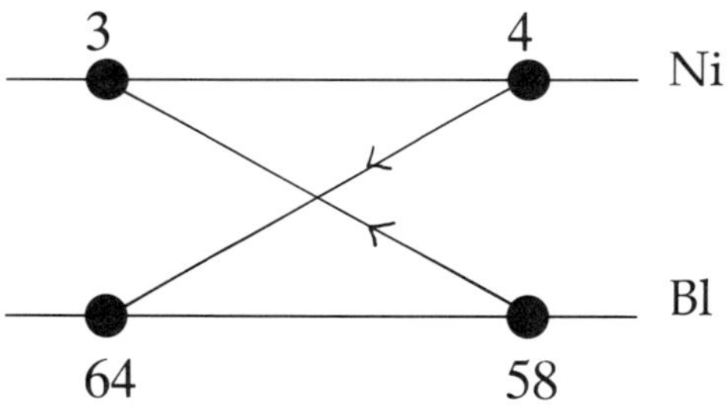

Ni – HM – Verlauf

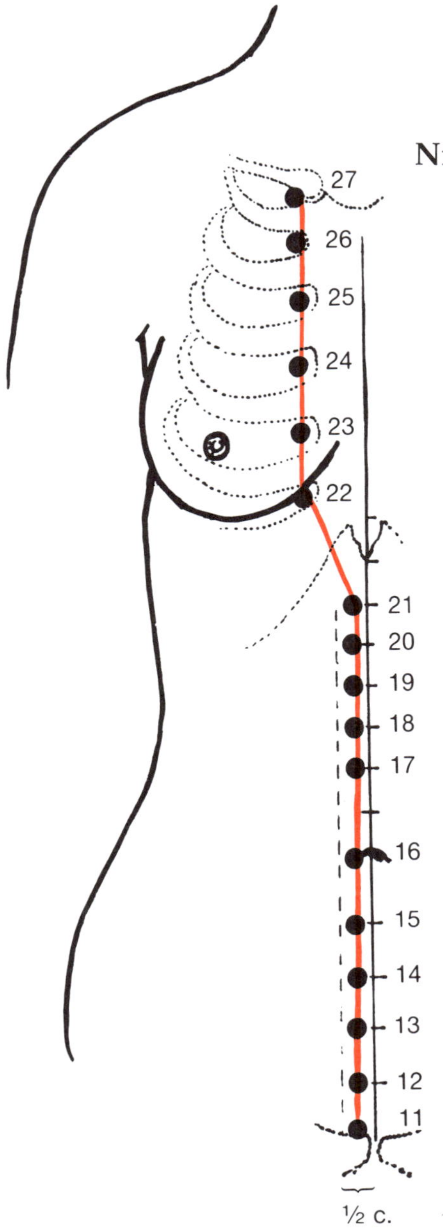

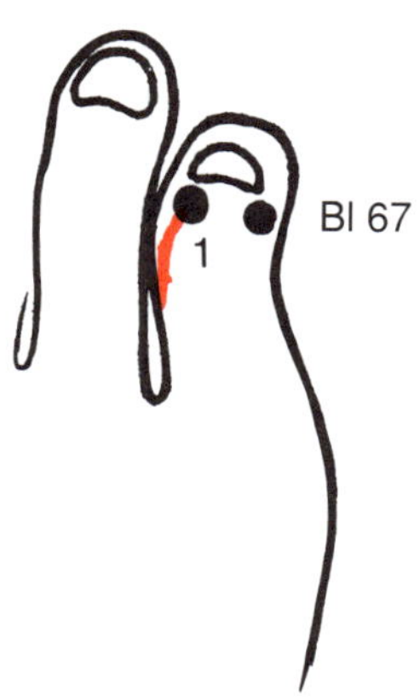

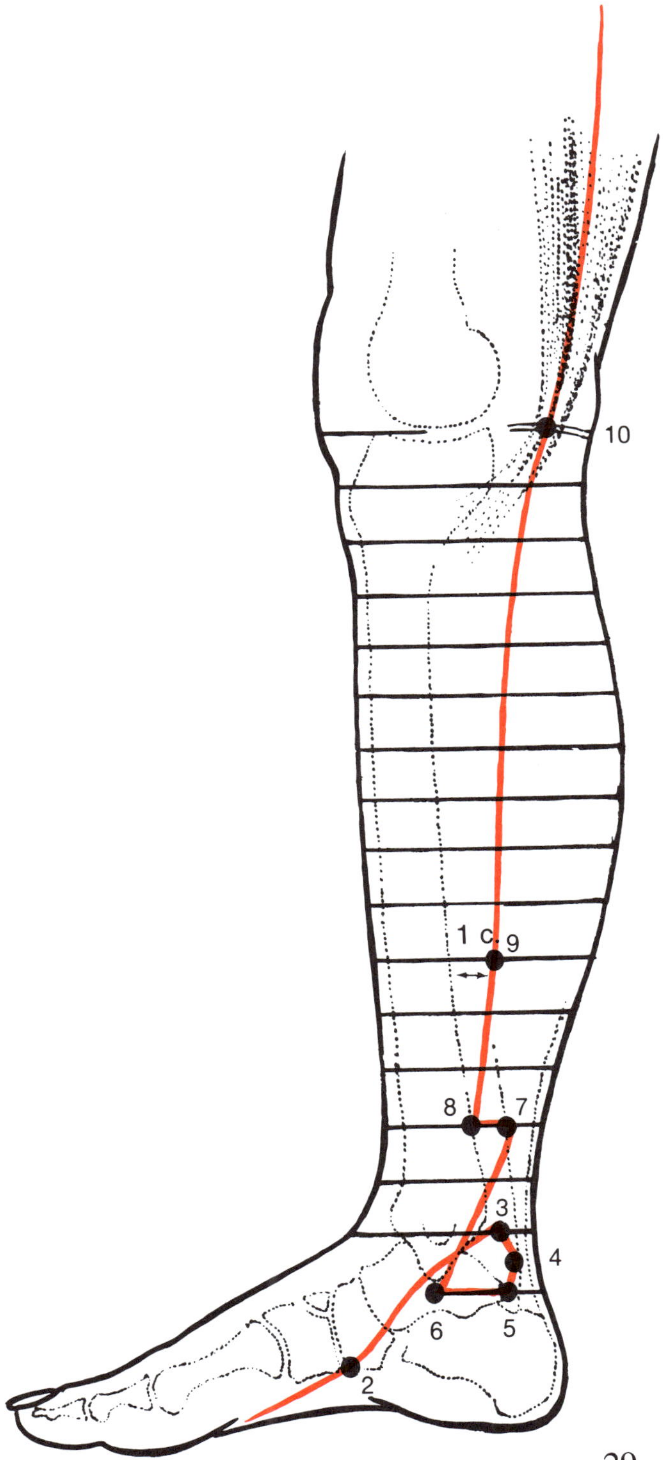

Verlauf Ni – HM (innerlich)

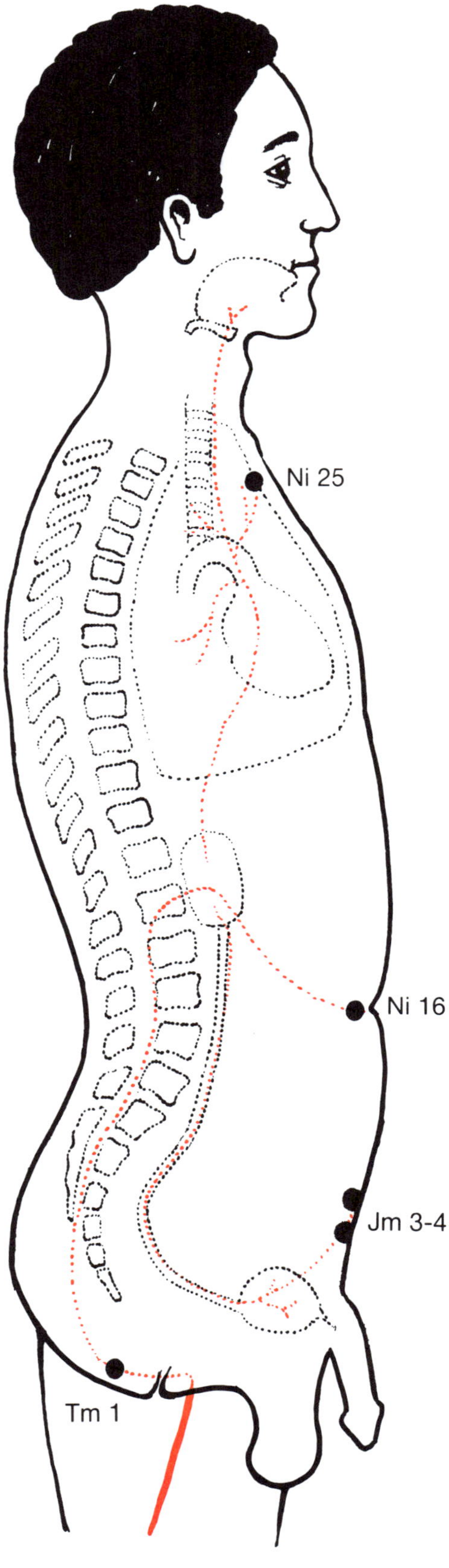

Kreislauf-Sexus-Hauptmeridian (KS – HM)

19–21 Uhr (=entsprechende Uhrzeit nach der chines. Organuhrzeit)

Tag–Nacht-Beziehung: Ma

Mann–Frau-Beziehung: Ni

Iu-Punkt: Bl 14 (=Zustimmungspunkt)

Mo-Punkt: Jm 15 (=Alarmpunkt)

Tsri-Punkt: KS 4

Ting	9	Holz	Tonisierungspunkt
Iong	8	Feuer	Elementpunkt
Iu	7	Erde	Sedierungspunkt
King	5	Metall	
Ro	3	Wasser	

Lo-Punkt: KS 6
Quell-Punkt: KS 7

Transversale Lo-Meridiane:

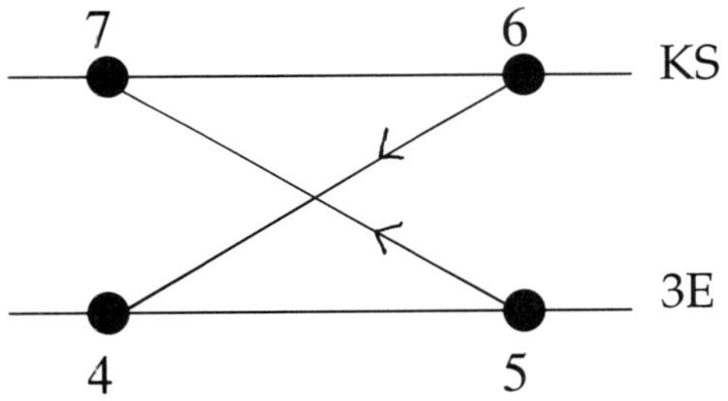

KS – HM – Verlauf

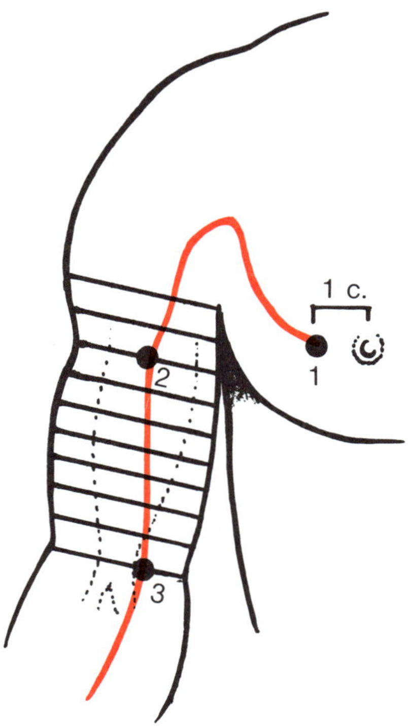

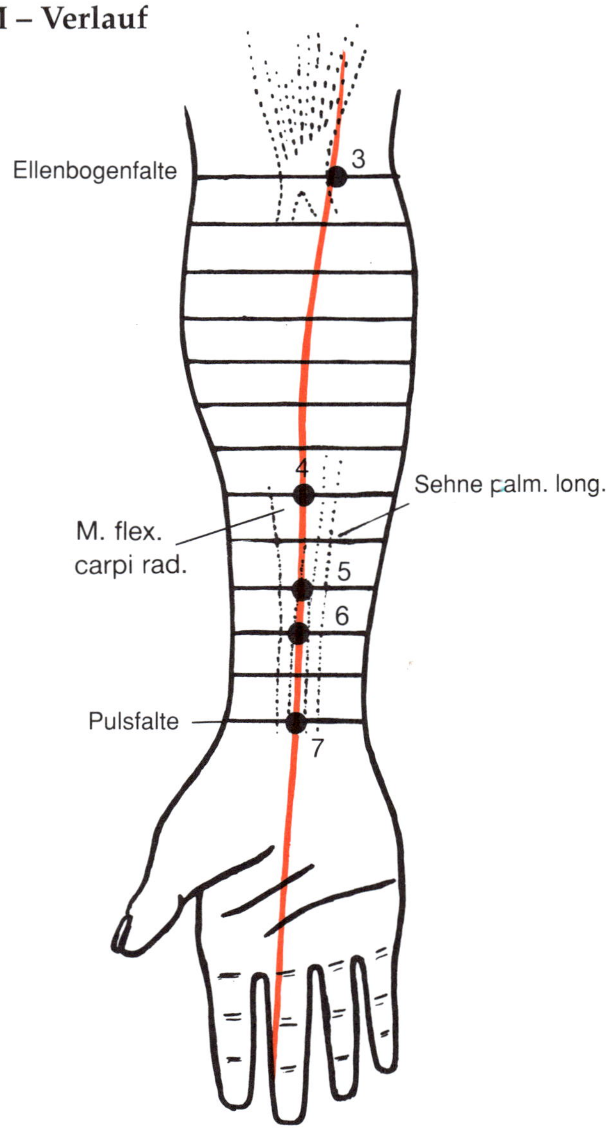

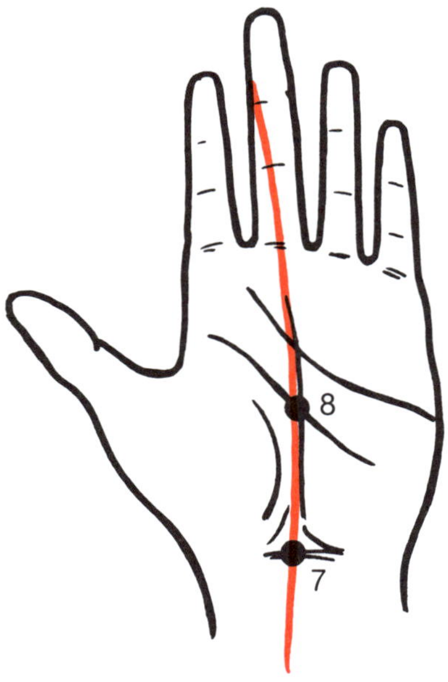

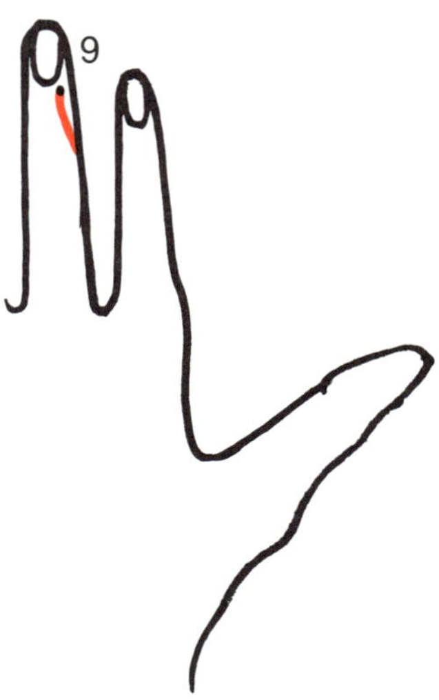

KS – HM – Verlauf

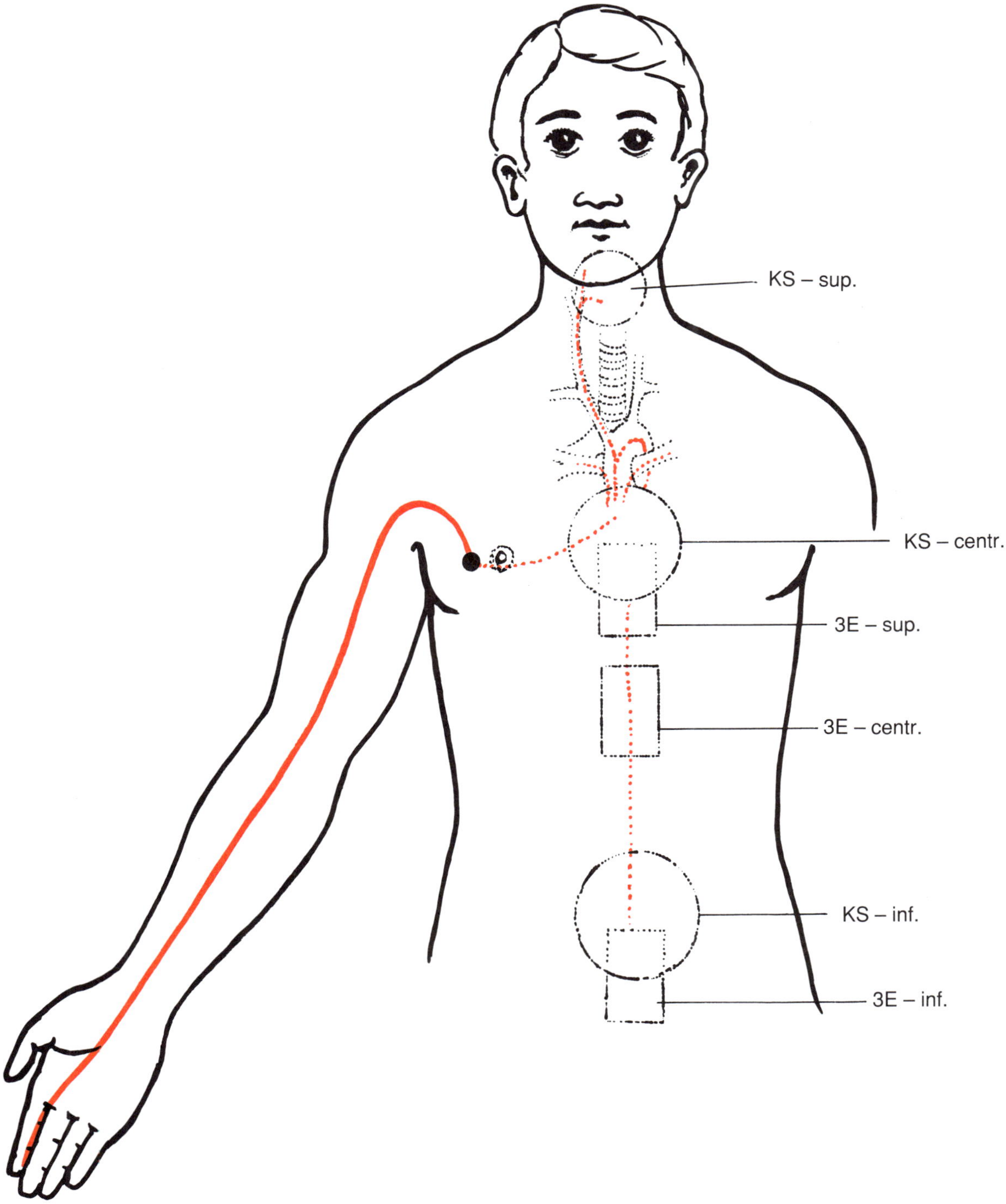

Drei Erwärmer-Hauptmeridian (3E – HM)

21–23 Uhr (=entsprechende Uhrzeit nach der chines. Organuhrzeit)

Tag–Nacht-Beziehung: MP

Mann–Frau-Beziehung: Bl

Iu-Punkt: Bl 22 (=Zustimmungspunkt)

Mo-Punkt: Jm 5 (=Alarmpunkt)

Tsri-Punkt: 3E 7

Ting	1	Metall	
Iong	2	Wasser	
Iu	3	Holz	Tonisierungspunkt
King	6	Feuer	Elementpunkt
Ro	10	Erde	Sedierungspunkt

Lo-Punkt: 3E 5
Quell-Punkt: 3E 4

Transversale Lo-Meridiane:

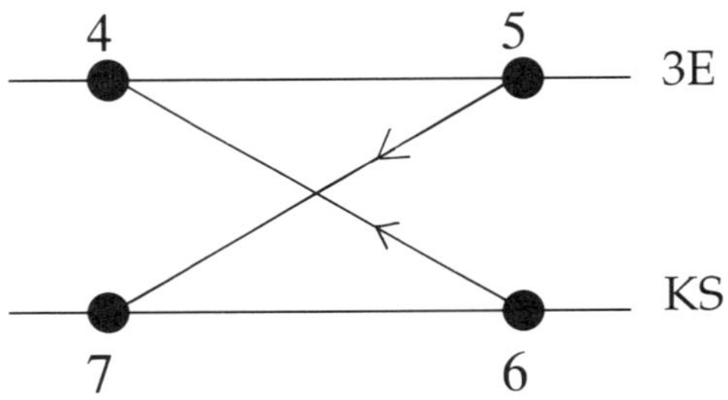

3E – HM – Verlauf

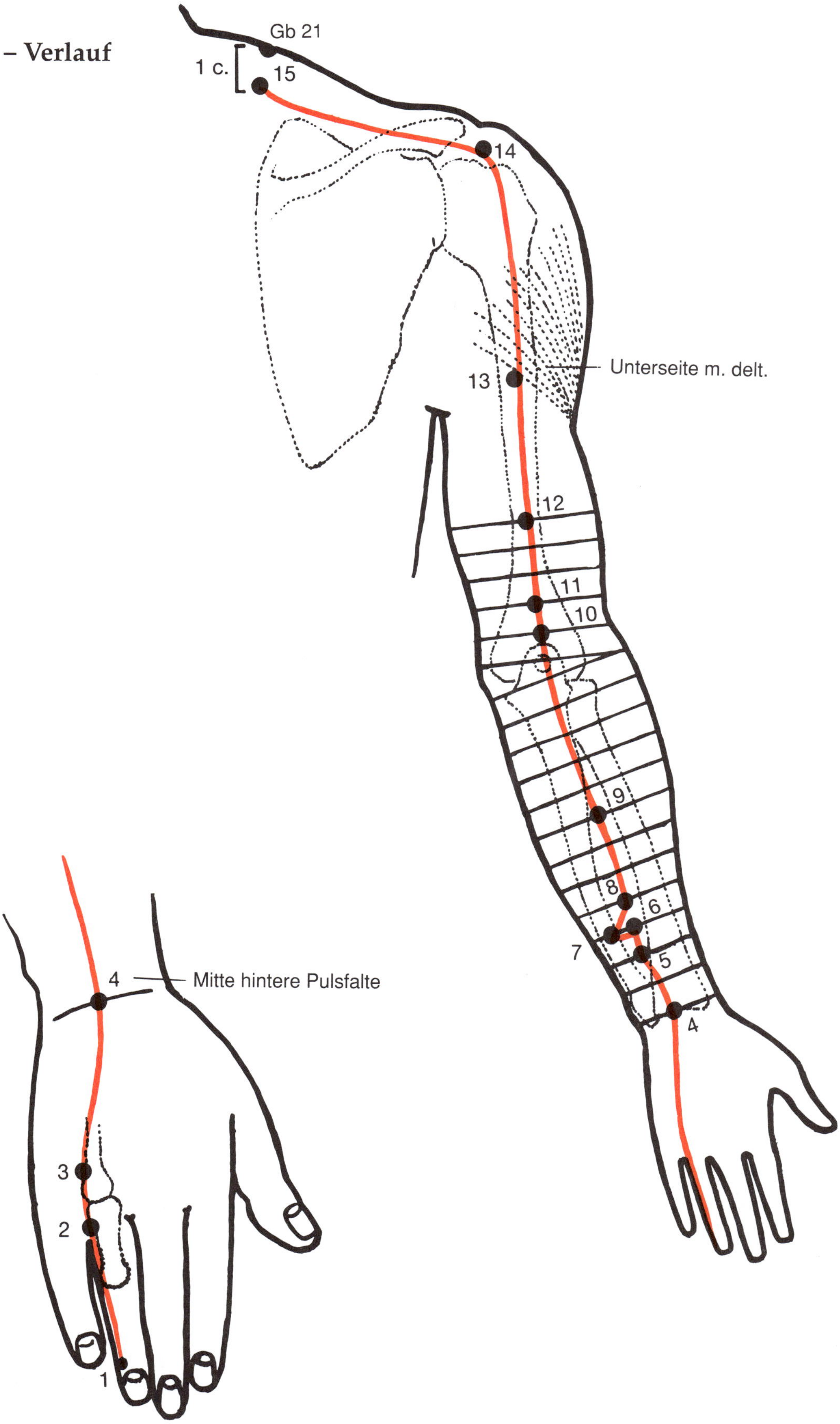

3E – HM – Verlauf

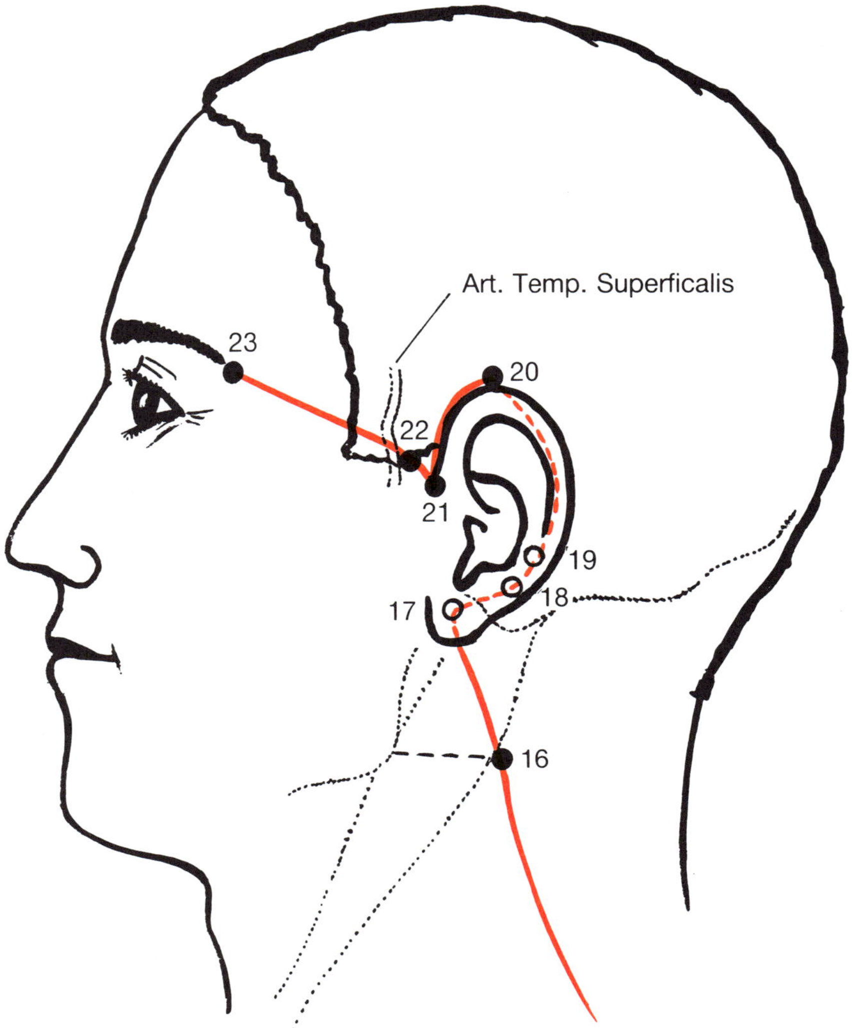

Verlauf 3E – HM (innerlich)

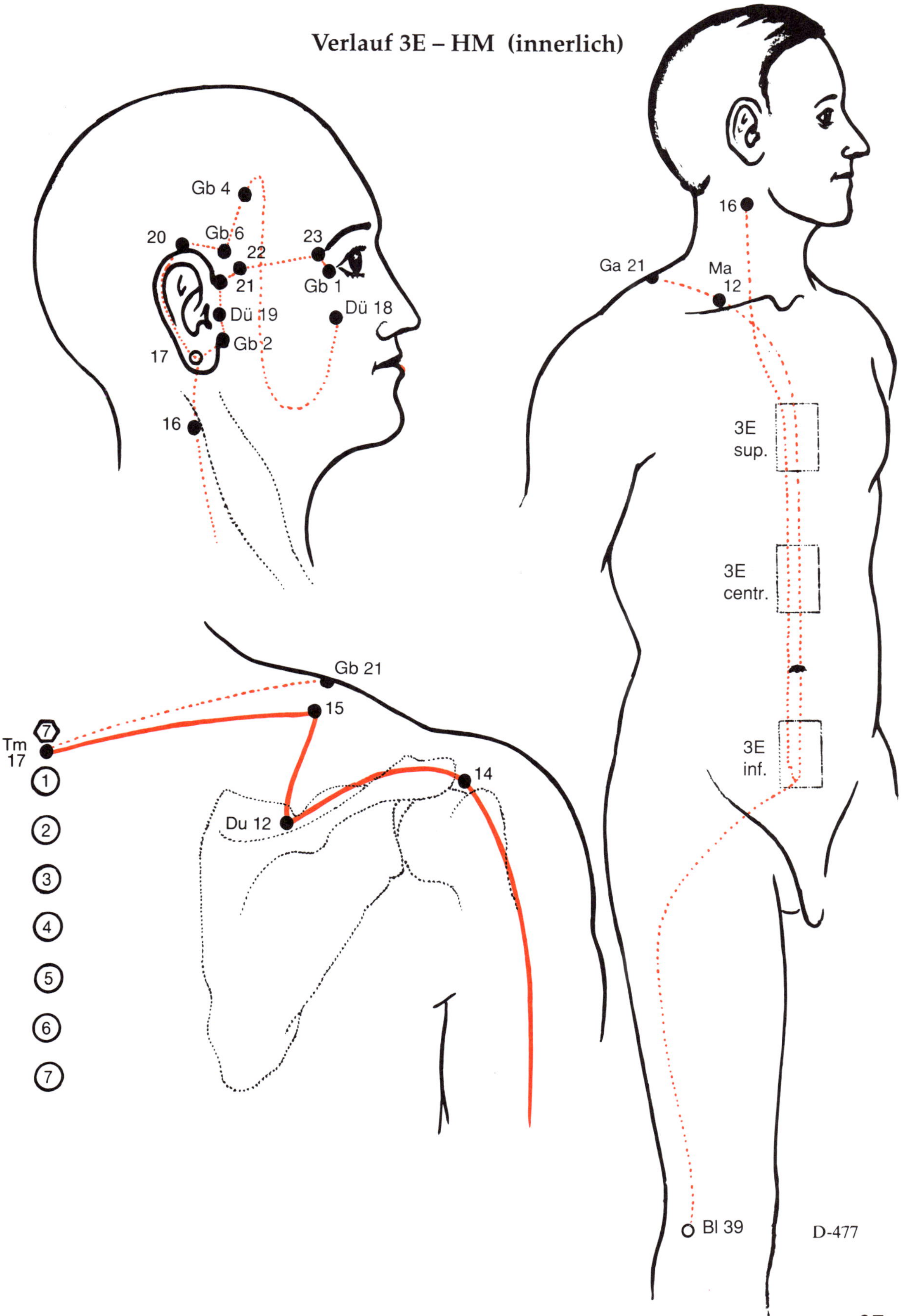

Gallenblase-Hauptmeridian (Gb – HM)

23–01 Uhr (=entsprechende Uhrzeit nach der chines. Organuhrzeit)

Tag–Nacht-Beziehung: H

Mann–Frau-Beziehung: Ma

Iu-Punkt: Bl 19 (=Zustimmungspunkt)

Mo-Punkt: Gb 23 + 24 (=Alarmpunkt)

Tsri-Punkt: Gb 36

Ting	44	Metall	
Iong	43	Wasser	Tonisierungspunkt
Iu	41	Holz	Elementpunkt
King	38	Feuer	Sedierungspunkt
Ro	34	Erde	

Lo-Punkt: Gb 37
Quell-Punkt: Gb 40

Transversale Lo-Meridiane:

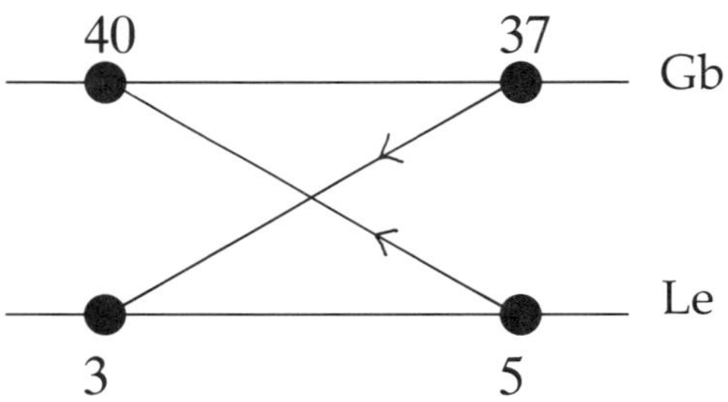

Gb – HM – Verlauf

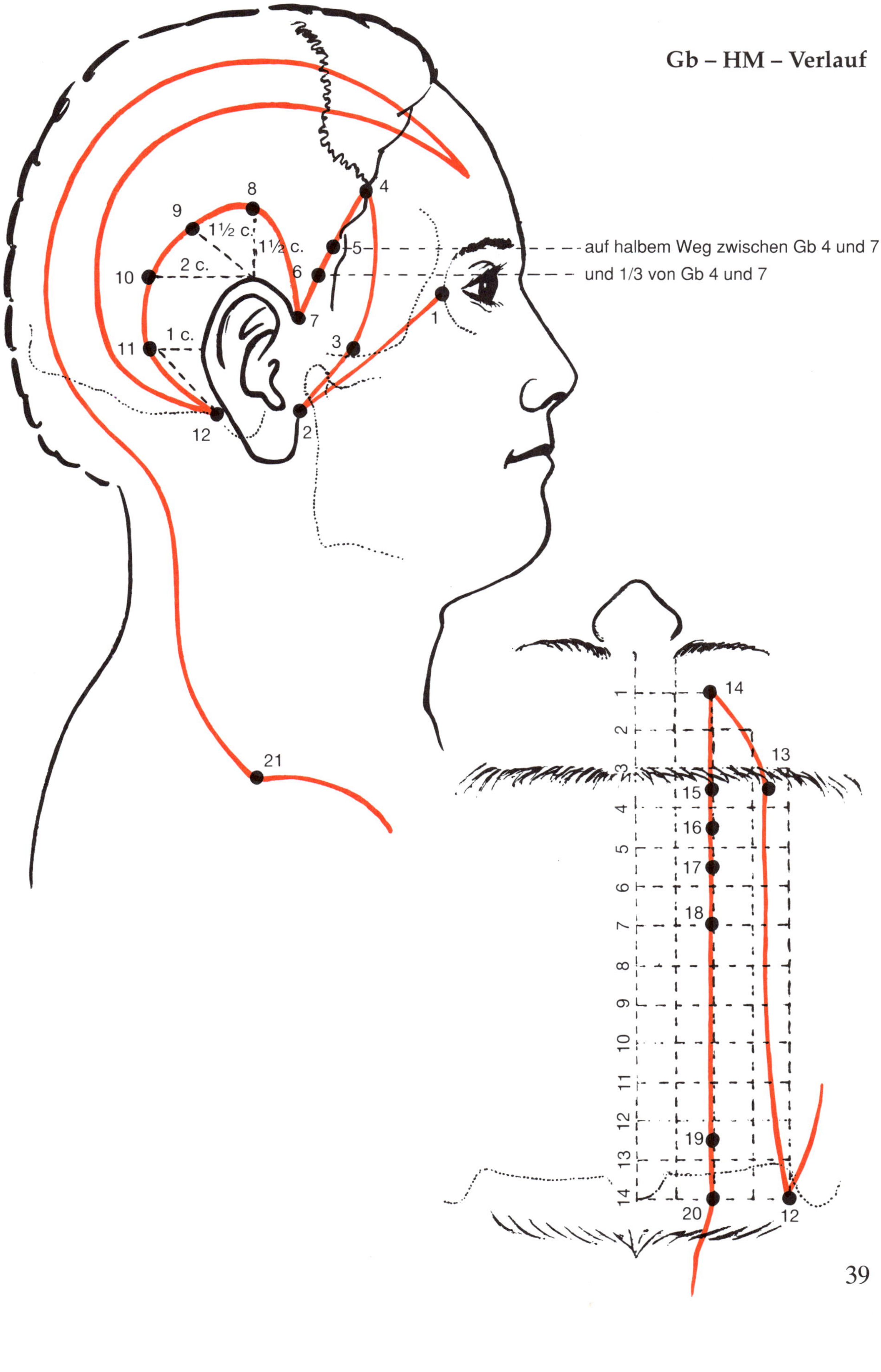

Gb – HM – Verlauf

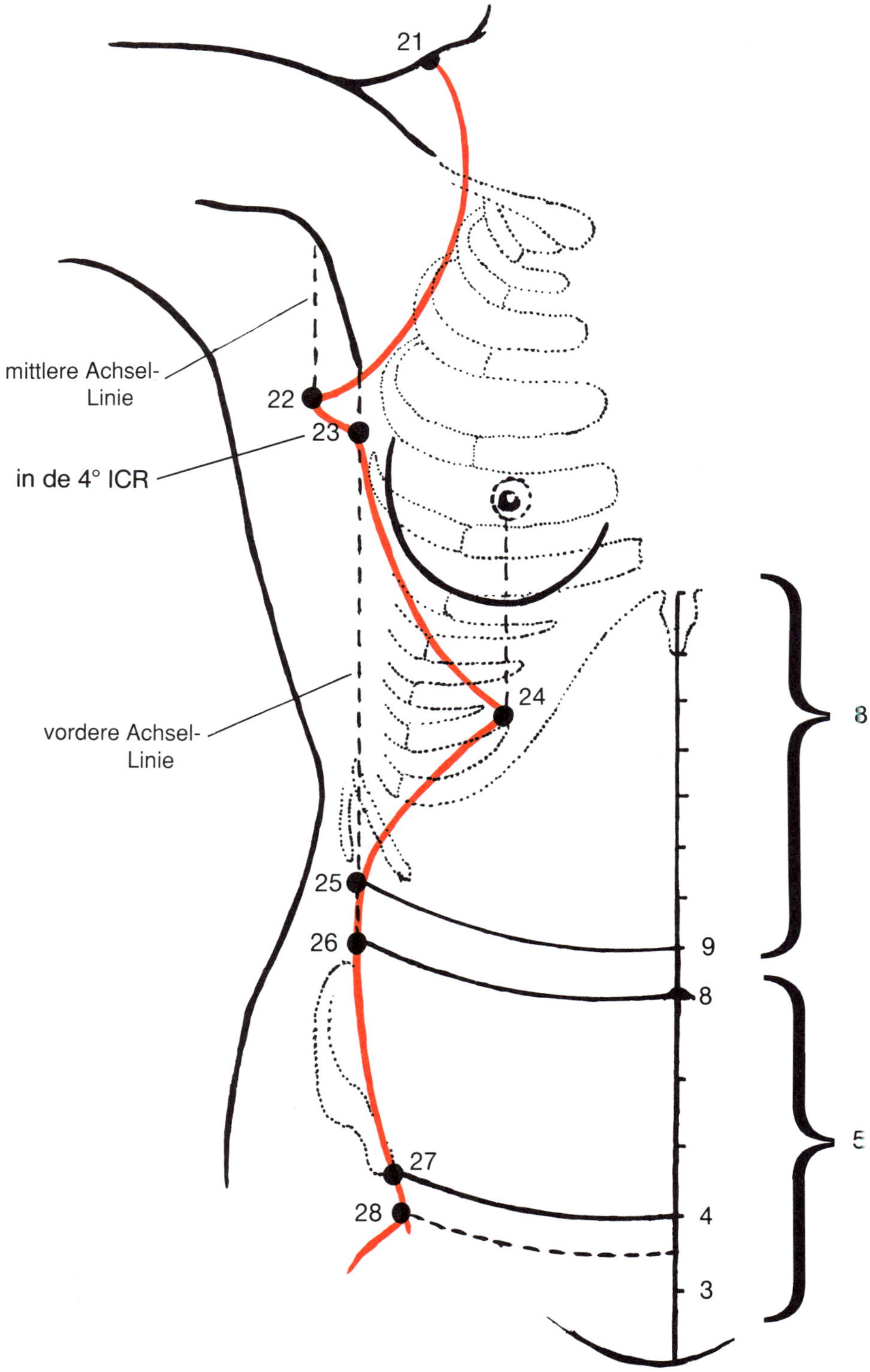

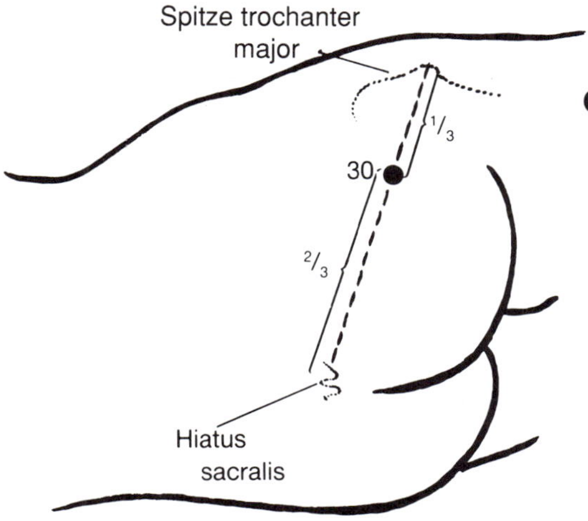

Gb – HM – Verlauf

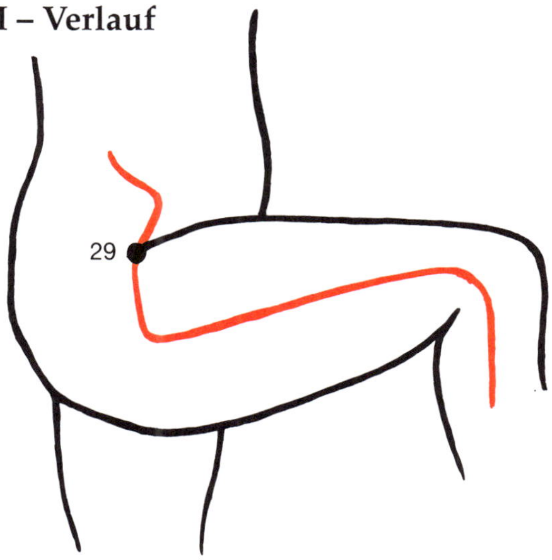

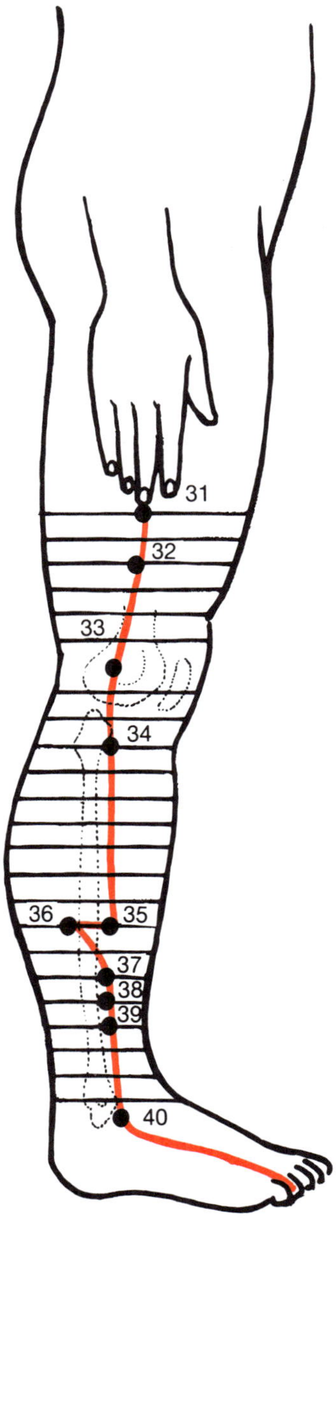

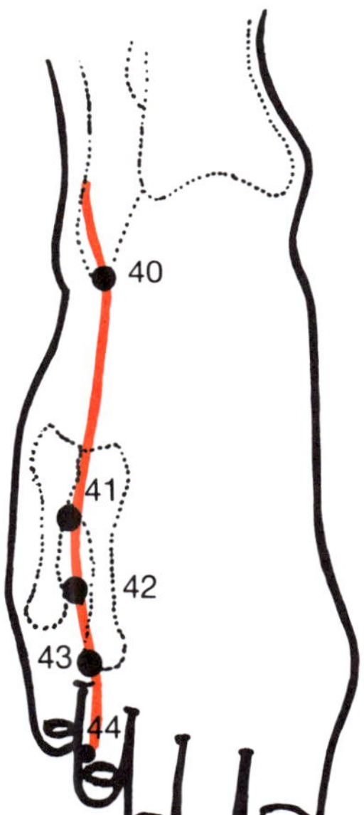

Verlauf Gb – HM (innerlich)

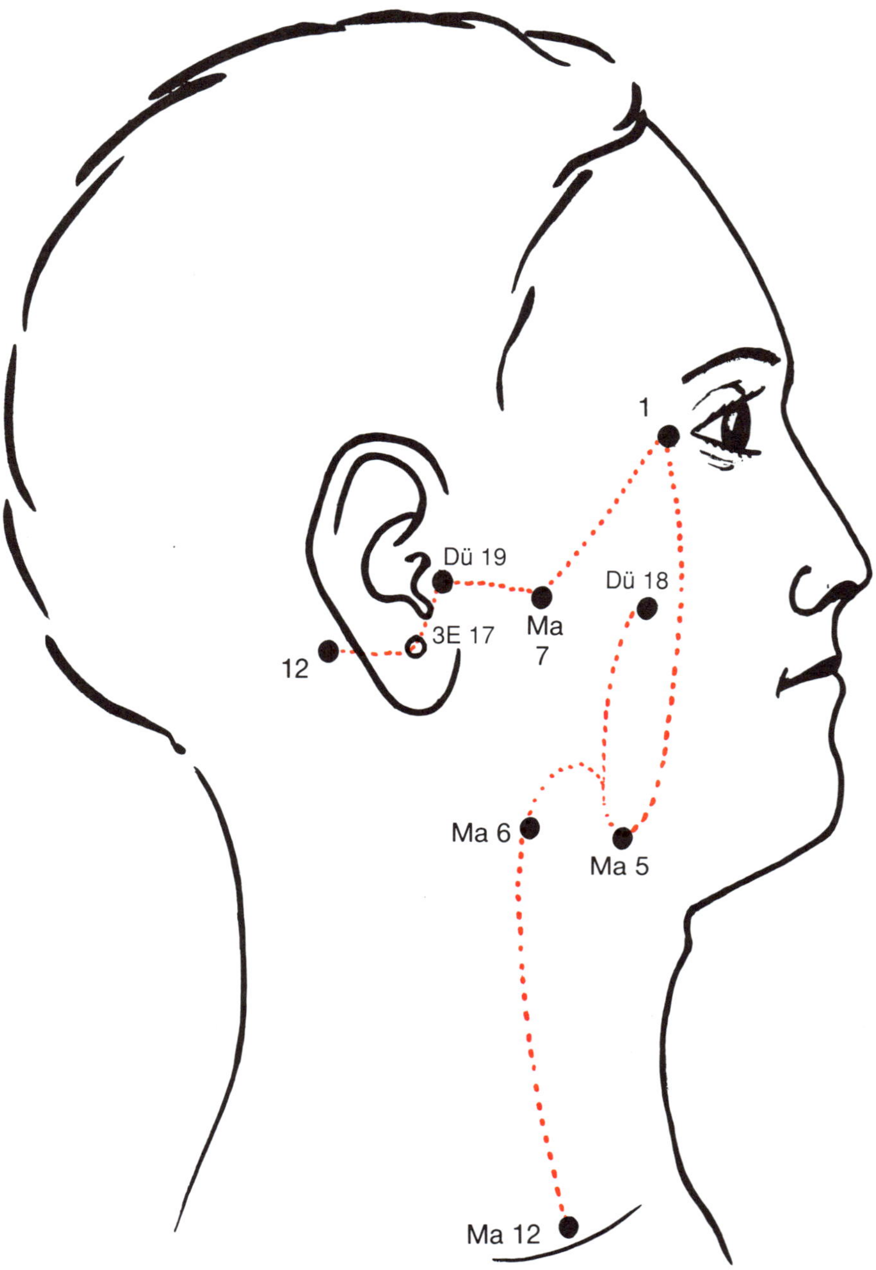

Verlauf Gb – HM (innerlich)

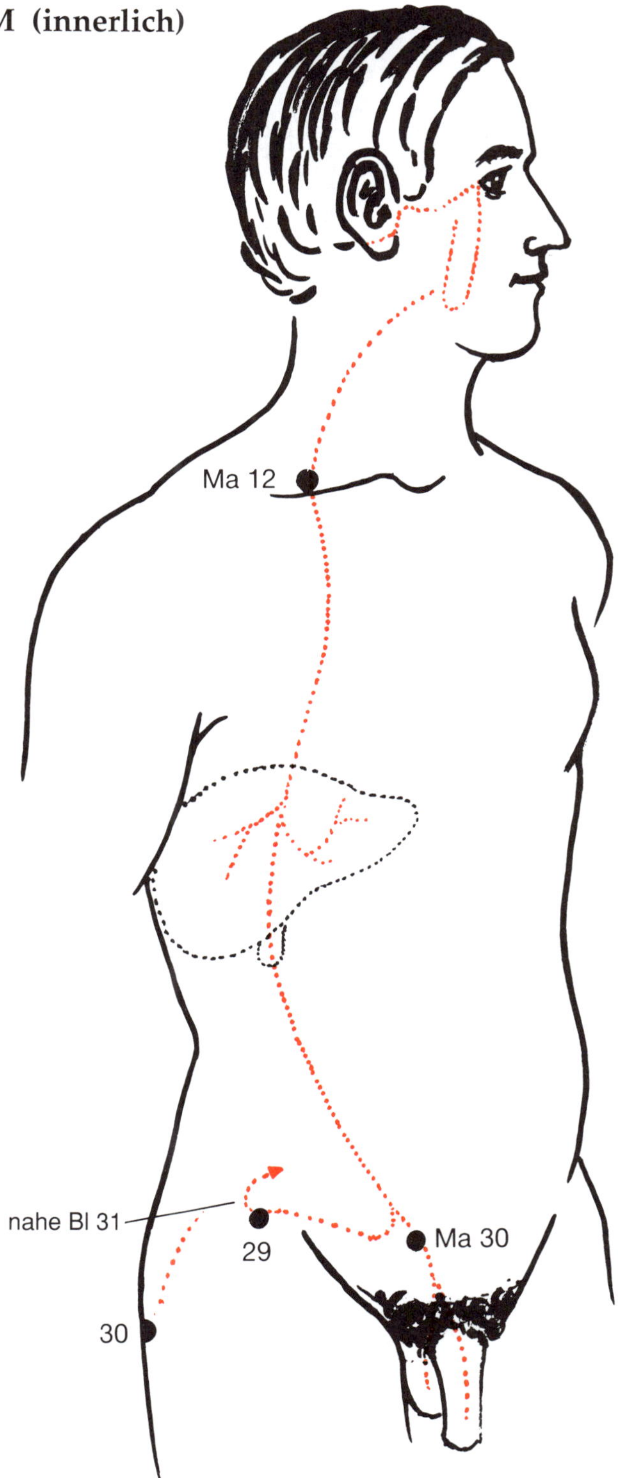

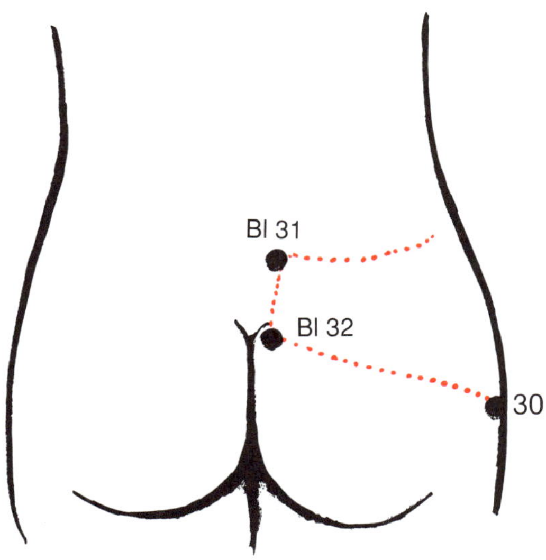

Leber-Hauptmeridian (Le – HM)

01–03 Uhr (=entsprechende Uhrzeit nach der chines. Organuhrzeit)

Tag–Nacht-Beziehung: Dü

Mann–Frau-Beziehung: MP

Iu-Punkt: Bl 18 (=Zustimmungspunkt)

Mo-Punkt: Le 14 (=Alarmpunkt)

Tsri-Punkt: Le 6
Bewegungspunkt: Bl 52

Ting	1	Haut	Elementpunkt
Iong	2	Feuer	Sedierungspunkt
Iu	3	Erde	
King	4	Metall	
Ro	8	Wasser	

Lo-Punkt: Le 5
Quell-Punkt: Le 3

Transversale Lo-Meridiane:

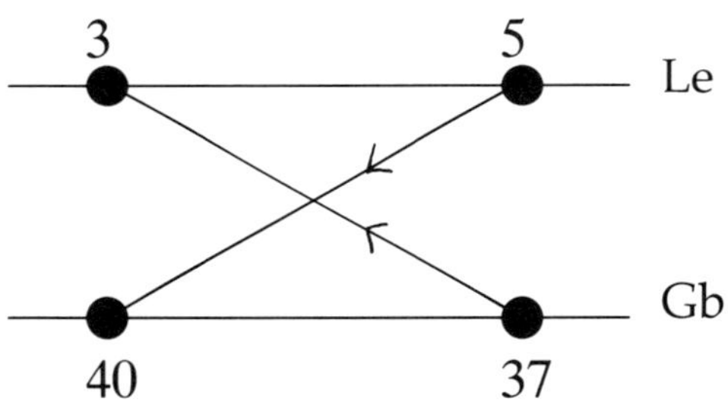

Le – HM – Verlauf

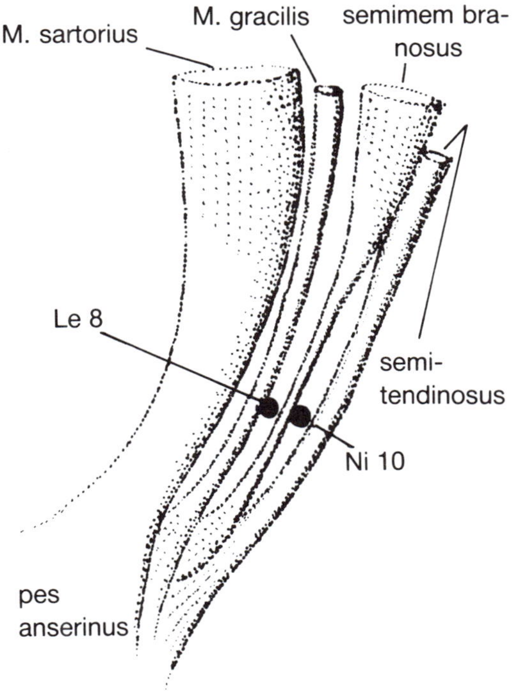

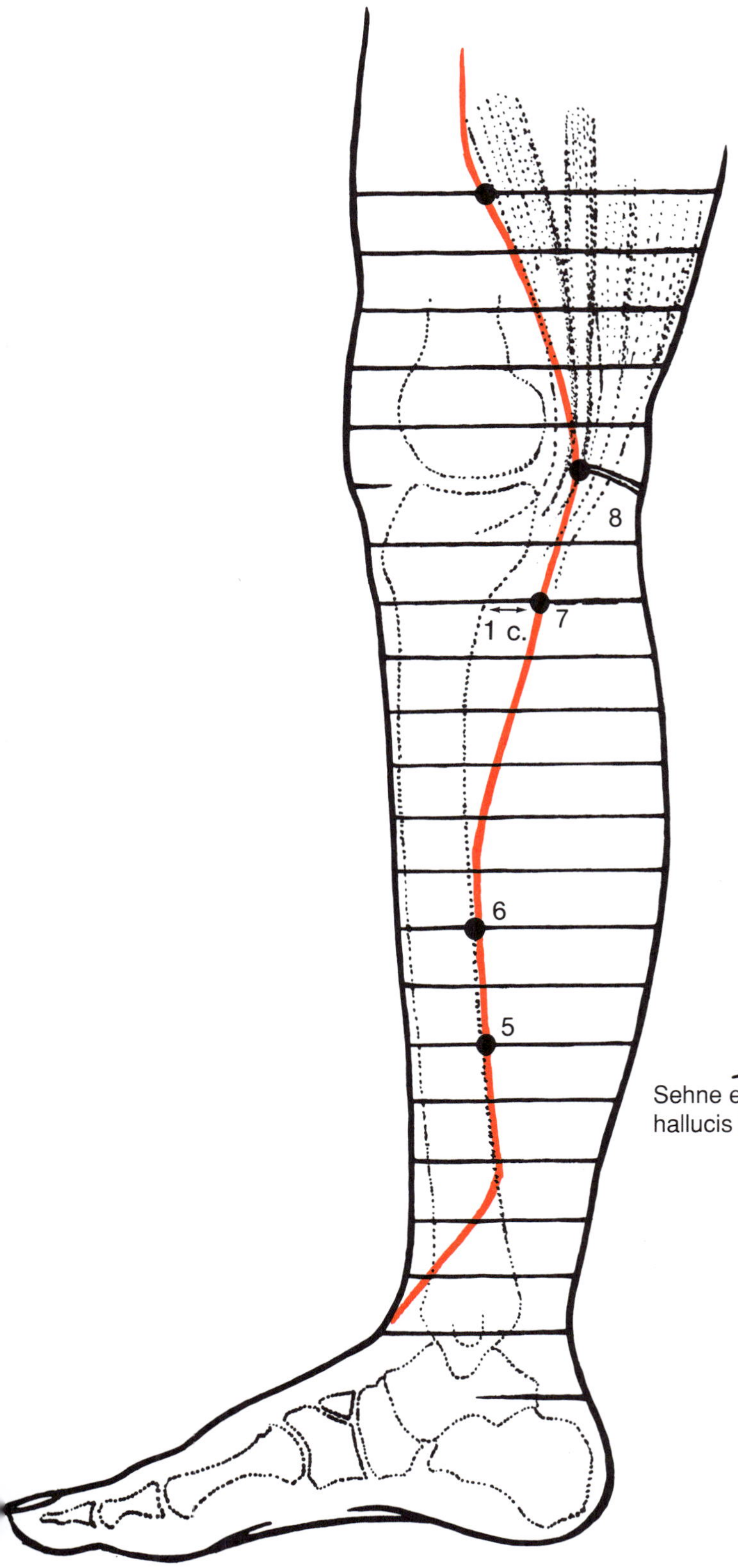

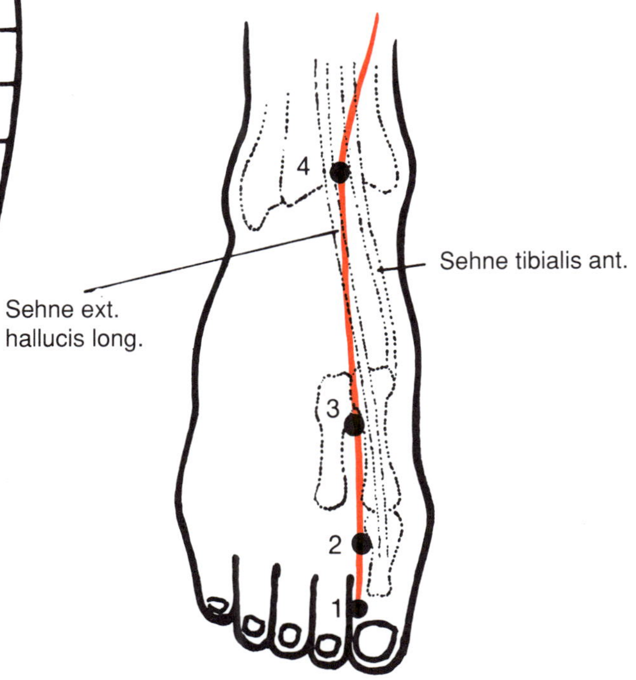

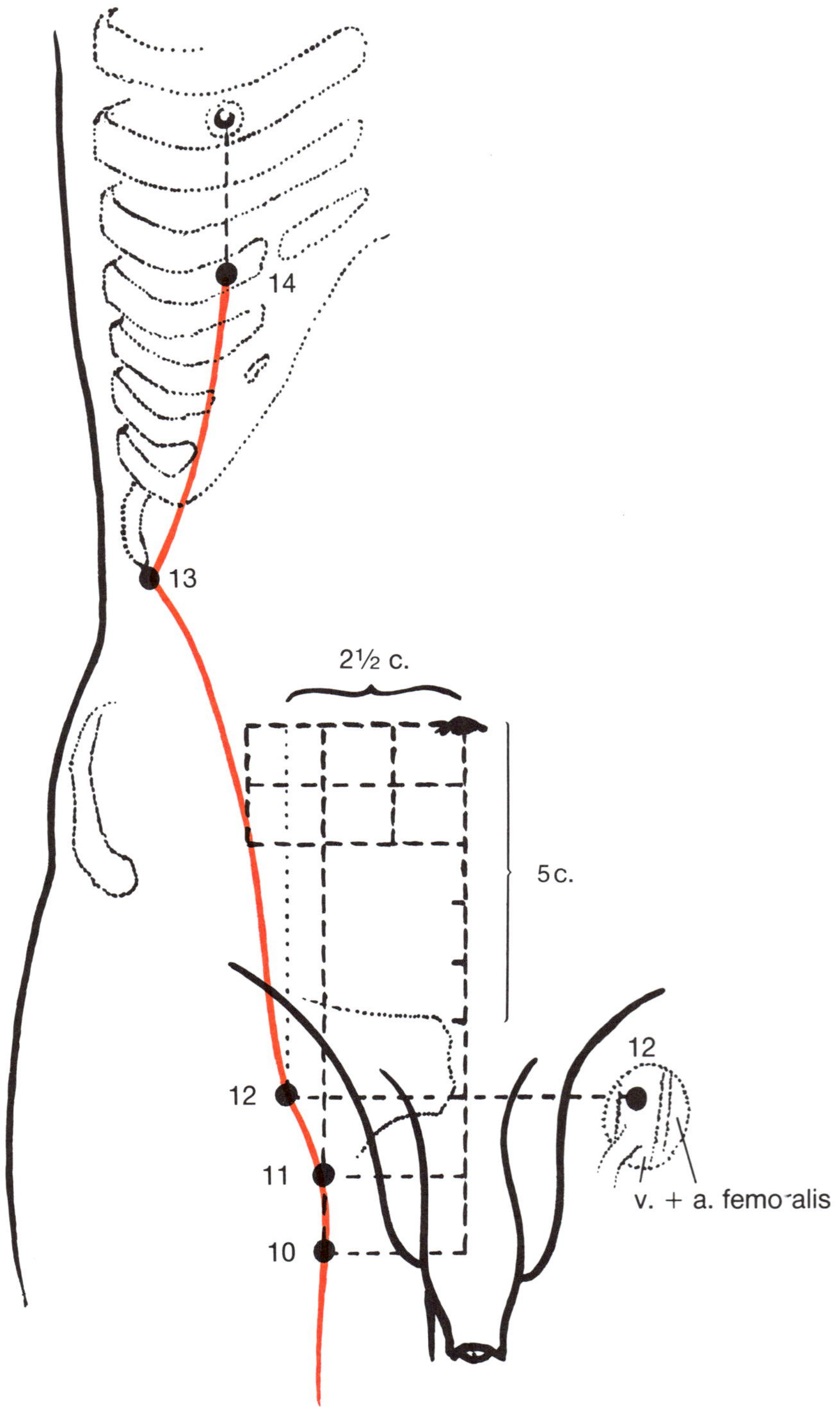
14
13
2½ c.
5c.
12
12
11
10
v. + a. femo-alis

Le – HM – Verlauf

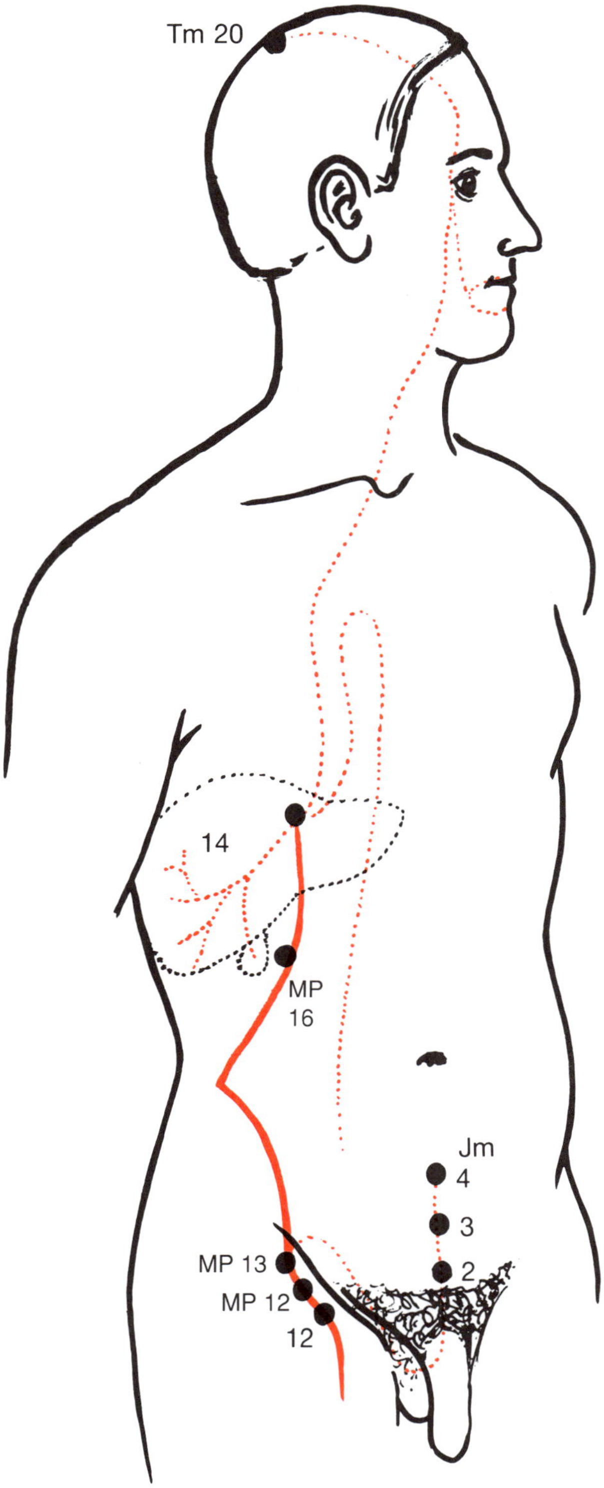

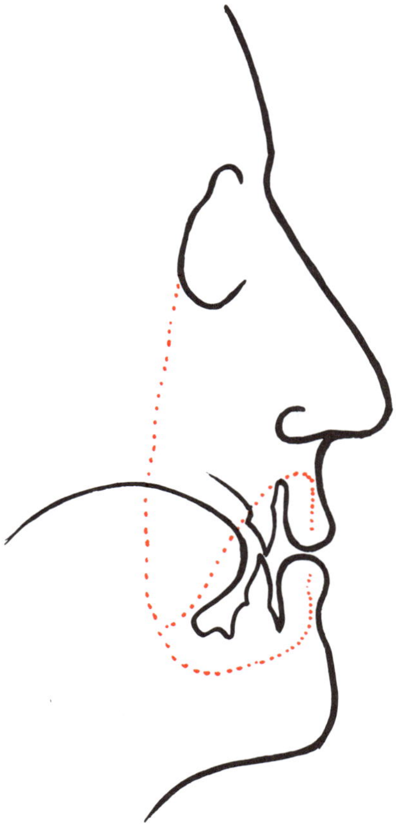

Lungen-Hauptmeridian (Lu – HM)

03–05 Uhr (=entsprechende Uhrzeit nach der chines. Organuhrzeit)

Tag–Nacht-Beziehung: Bl

Mann–Frau-Beziehung: H

Iu-Punkt: Bl 13 (=Zustimmungspunkt)

Mo-Punkt: Lu 1 (=Alarmpunkt)

Tsri-Punkt: Lu 6
Bewegungspunkt: Bl 42

Ting	11	Haut	
Iong	10	Feuer	
Iu	9	Erde	Tonisierungspunkt
King	8	Metall	Elementpunkt
Ro	5	Wasser	Sedierungspunkt

Lo-Punkt: Lu 7
Quell-Punkt: Lu 9

Transversale Lo-Meridiane:

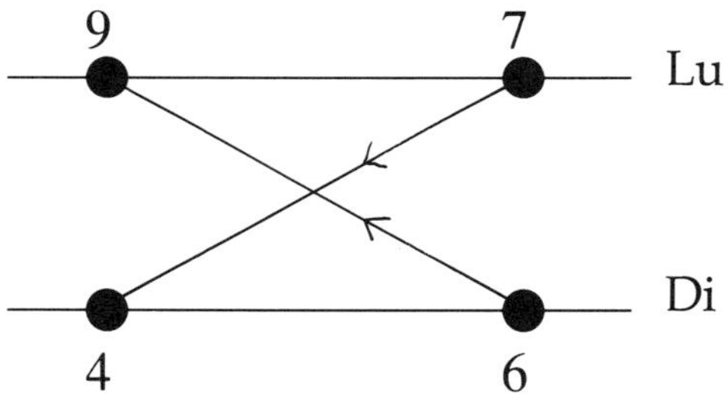

Lu – HM – Verlauf

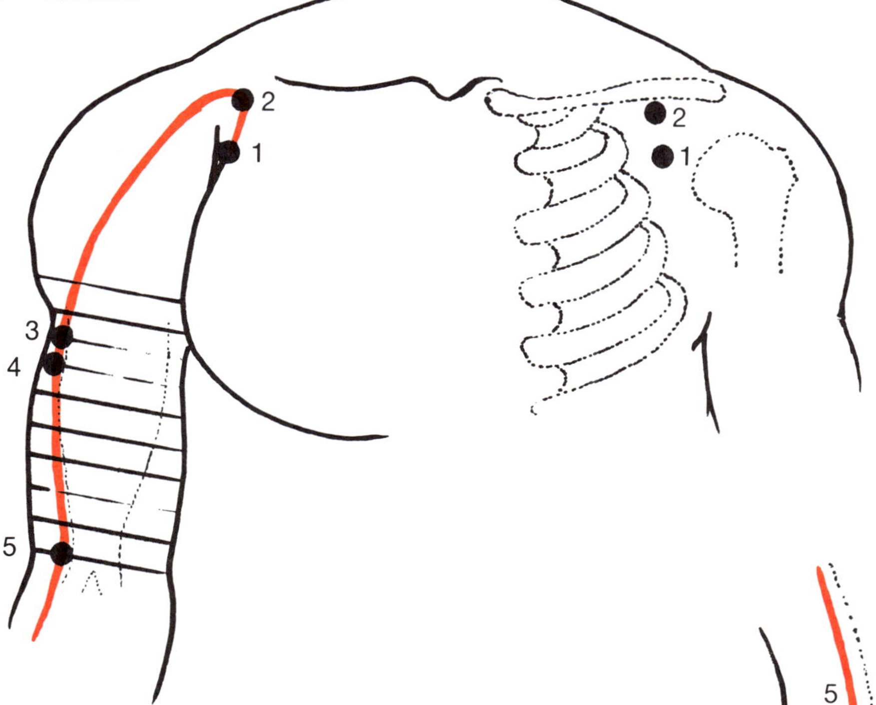

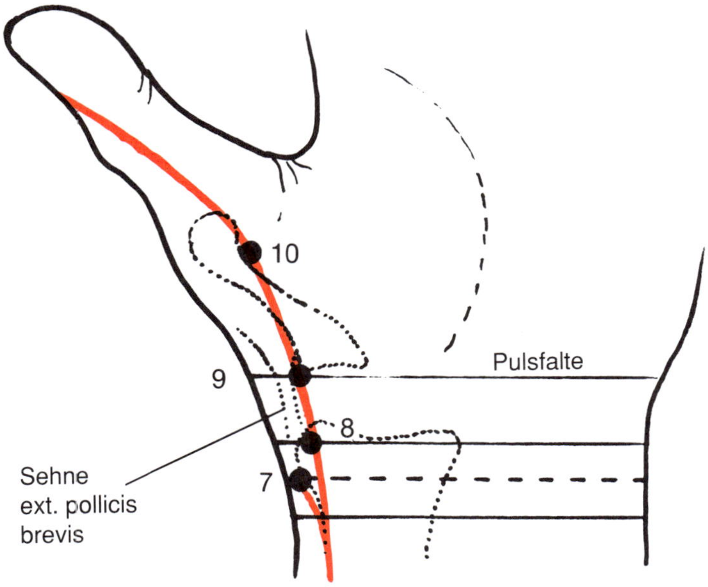

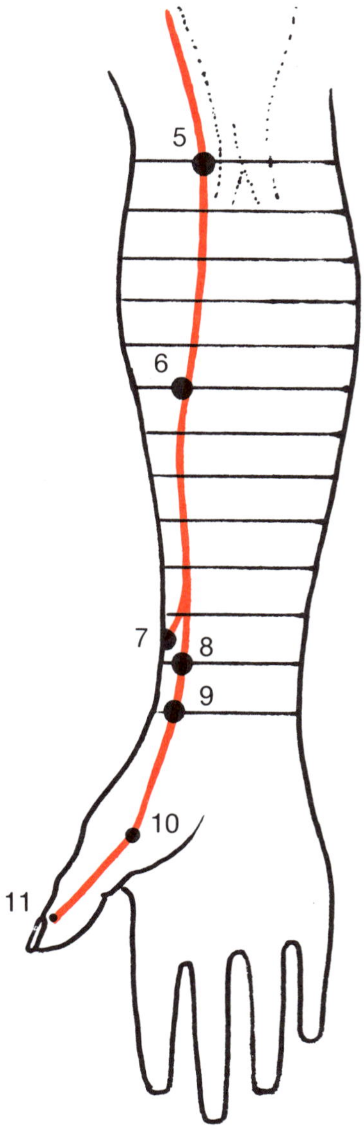

Verlauf Lu – HM (innerlich)

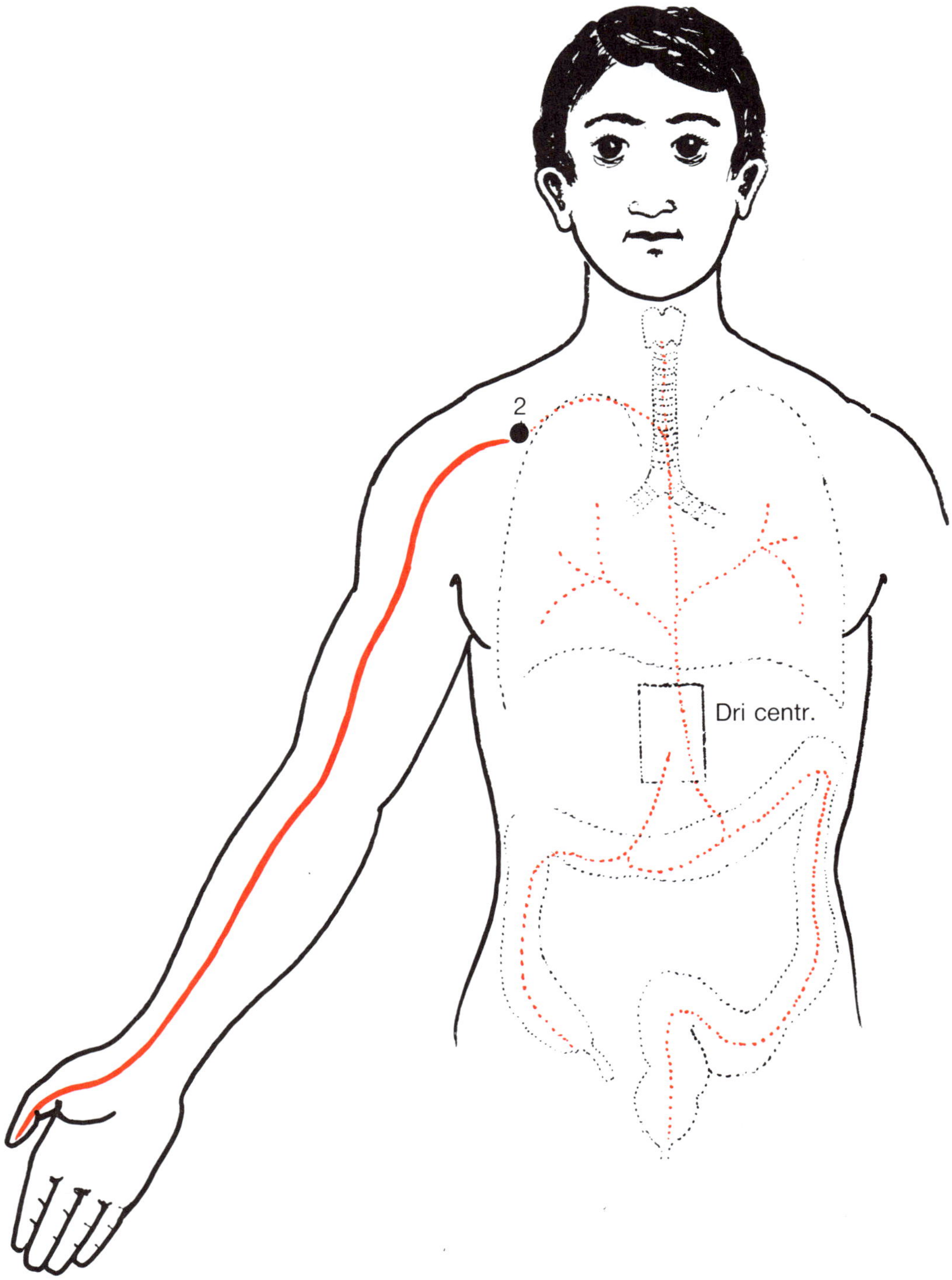

Dickdarm-Hauptmeridian (Di – HM)

05–07 Uhr (=entsprechende Uhrzeit nach der chines. Organuhrzeit)

Tag–Nacht-Beziehung: Ni

Mann–Frau-Beziehung: Dü

Iu-Punkt: Bl 25 (=Zustimmungspunkt)

Mo-Punkt: Ma 25 (=Alarmpunkt)

Tsri-Punkt: Di 7

Ting	1	Metall	Elementpunkt
Iong	2	Wasser	Sedierungspunkt
Iu	3	Holz	
King	5	Feuer	
Ro	11	Erde	Tonisierungspunkt

Lo-Punkt: Di 6
Quell-Punkt: Di 4

Transversale Lo-Meridiane:

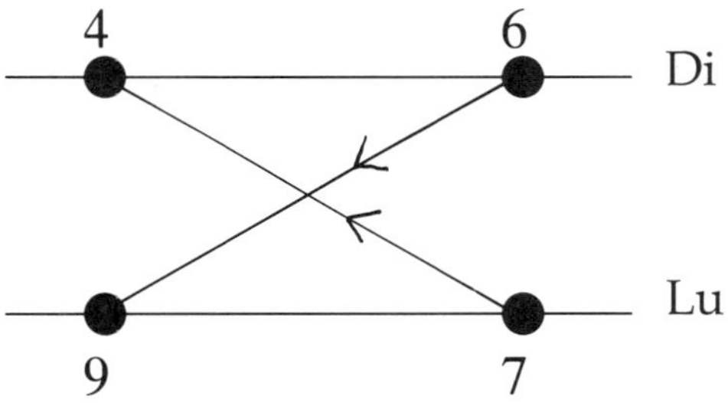

Di – HM – Verlauf

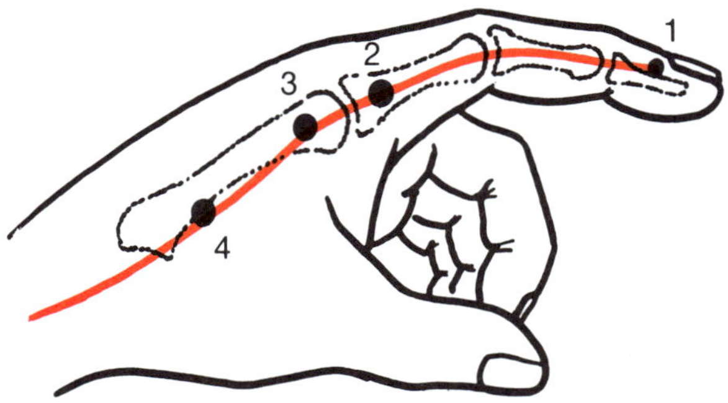

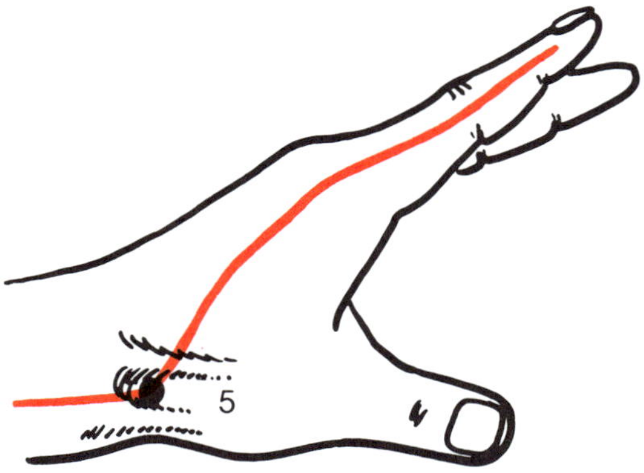

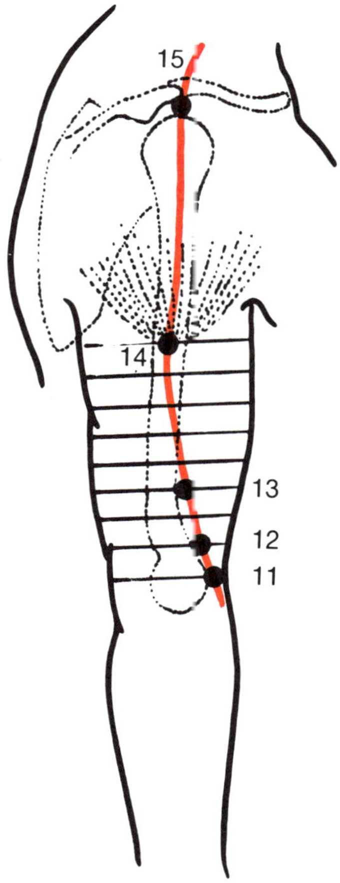

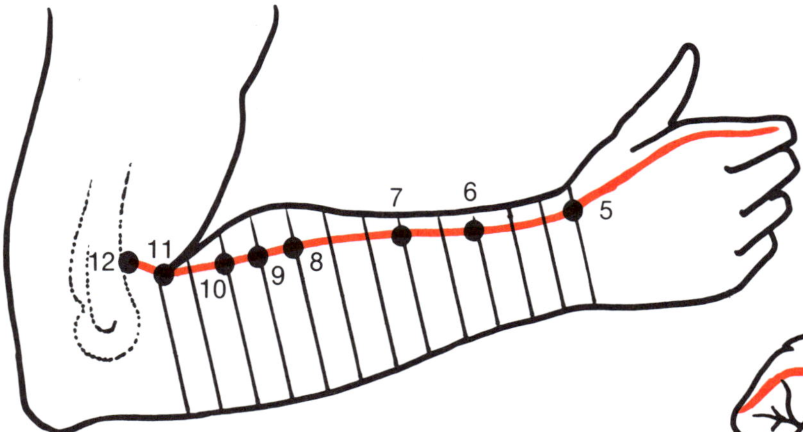

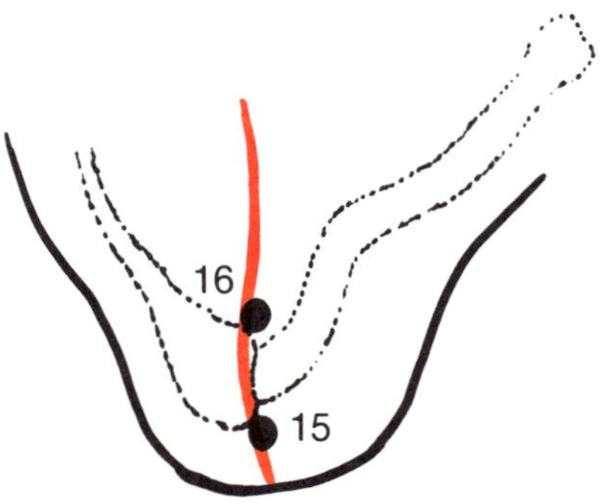

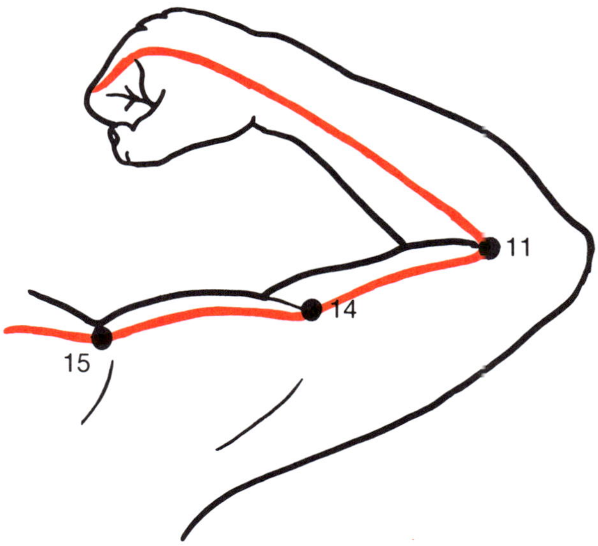

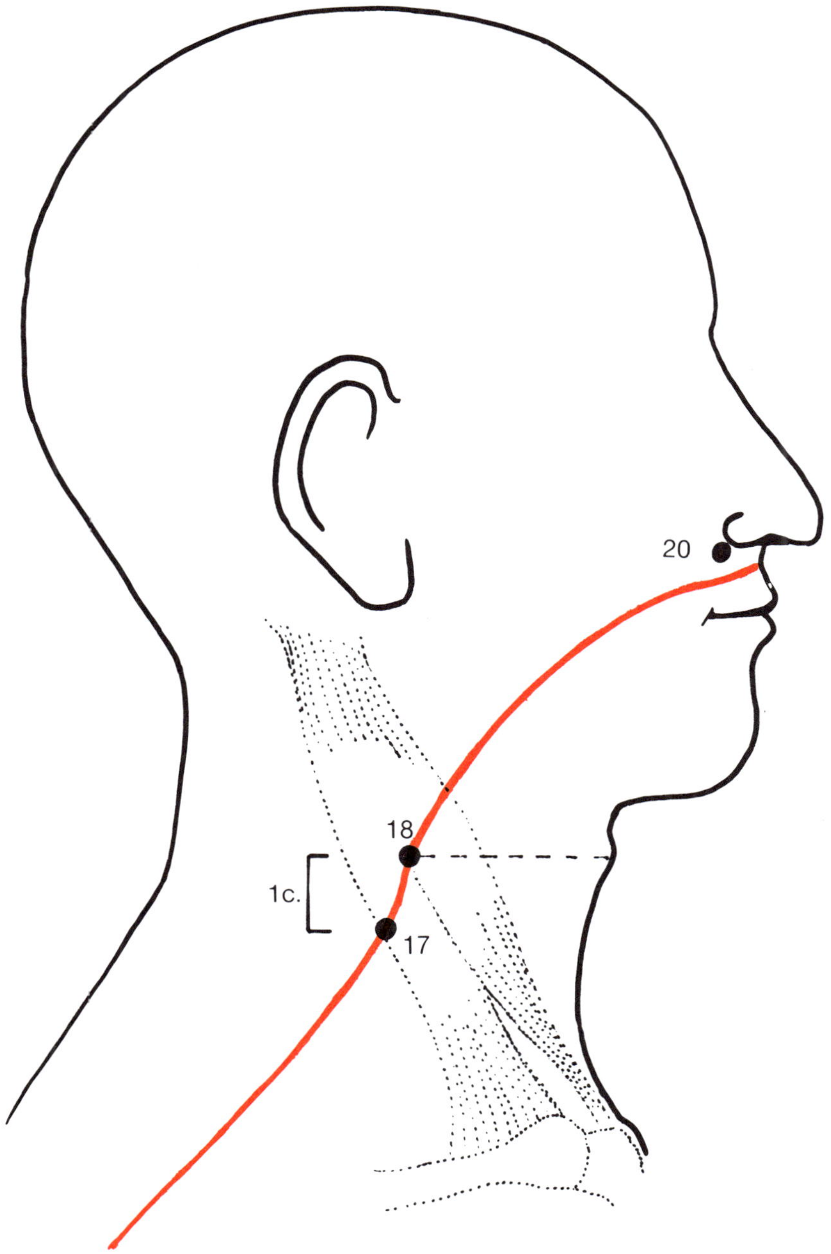
20
18
1c.
17

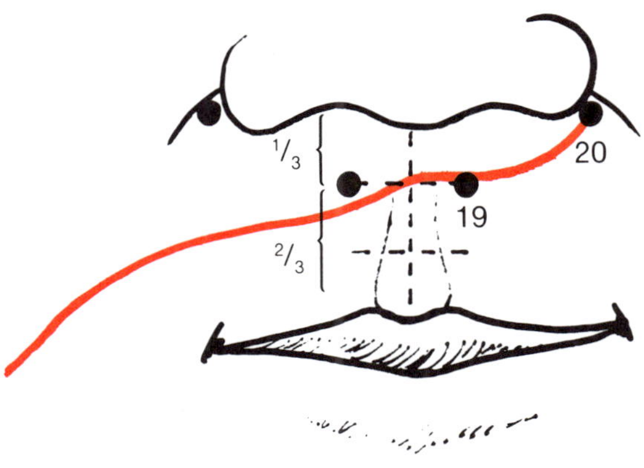
$^1/_3$
$^2/_3$
20
19

Verlauf Di – HM (innerlich)

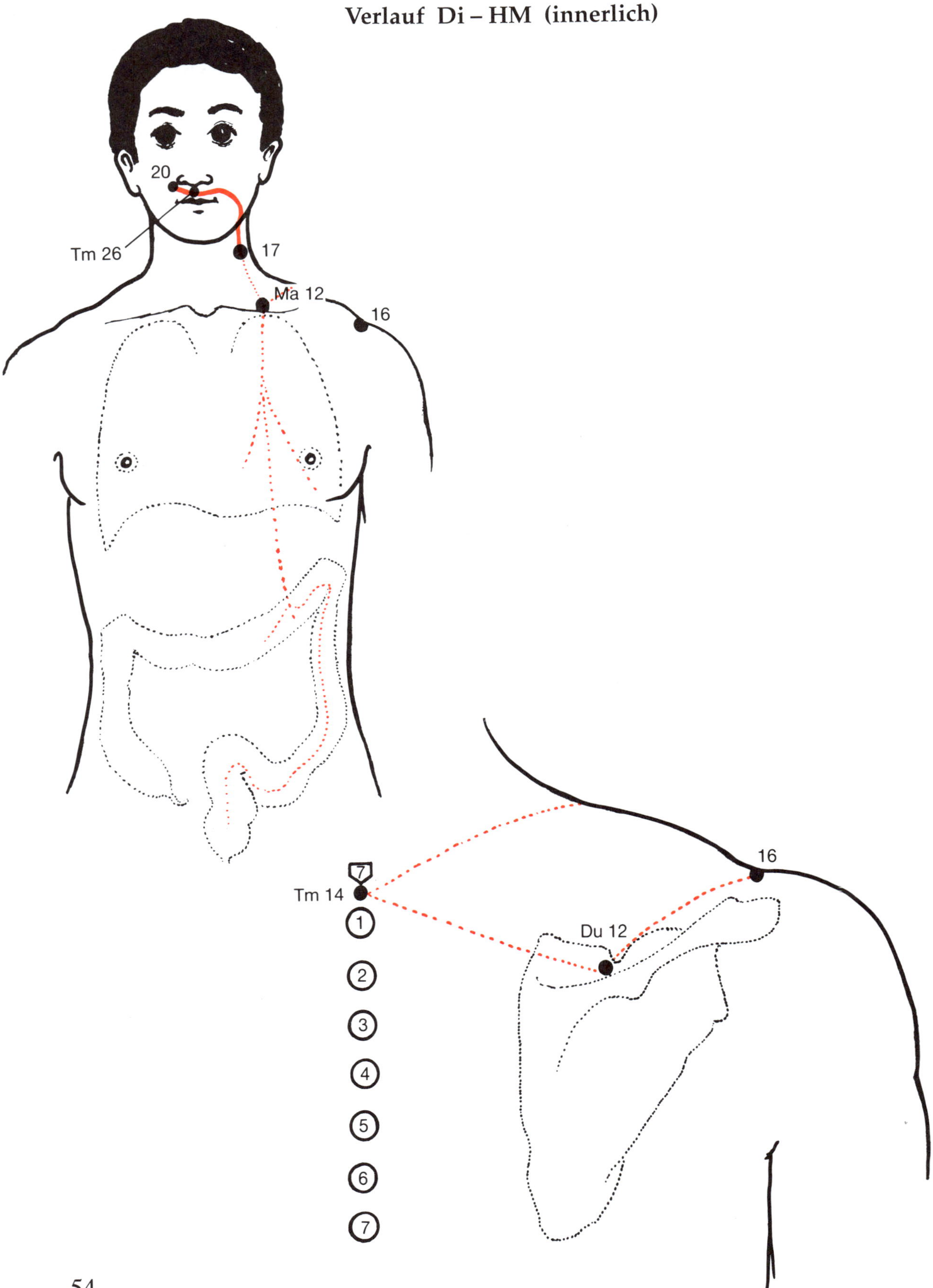

Magen-Hauptmeridian (Ma – HM)

07–09 Uhr (=entsprechende Uhrzeit nach der chines. Organuhrzeit)

Tag–Nacht-Beziehung: KS

Mann–Frau-Beziehung: Gb

Iu-Punkt: Bl 21 (=Zustimmungspunkt)

Mo-Punkt: Jm 12 (=Alarmpunkt)

Tsri-Punkt: Ma 34

Ting	45	Metall	Sedierungspunkt
Iong	44	Wasser	
Iu	43	Holz	
King	41	Feuer	Tonisierungspunkt
Ro	36	Erde	Elementpunkt

Lo-Punkt: Ma 40
Quell-Punkt: Ma 42

Transversale Lo-Meridiane:

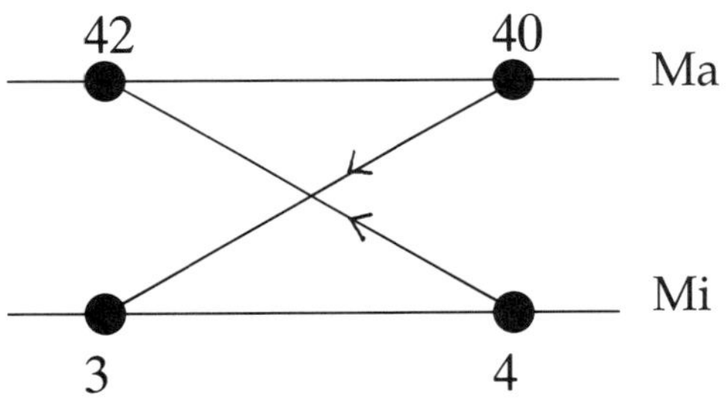

Ma – HM – Verlauf

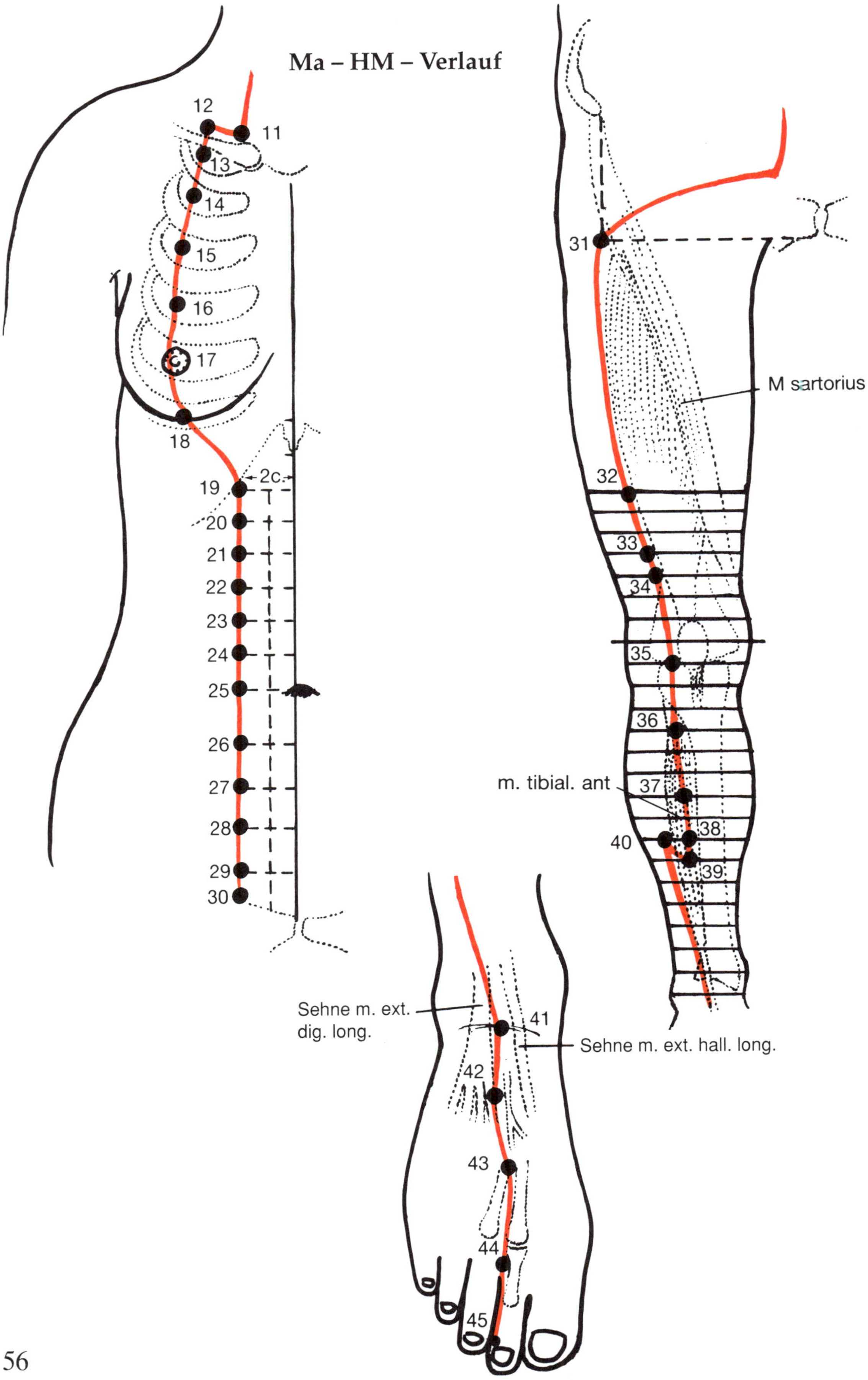

Ma – HM – Verlauf

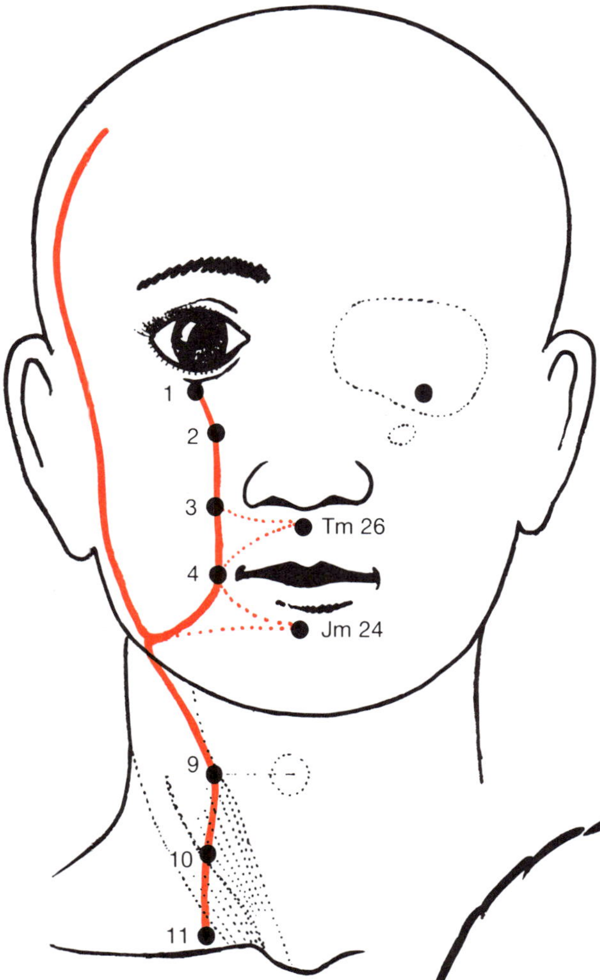

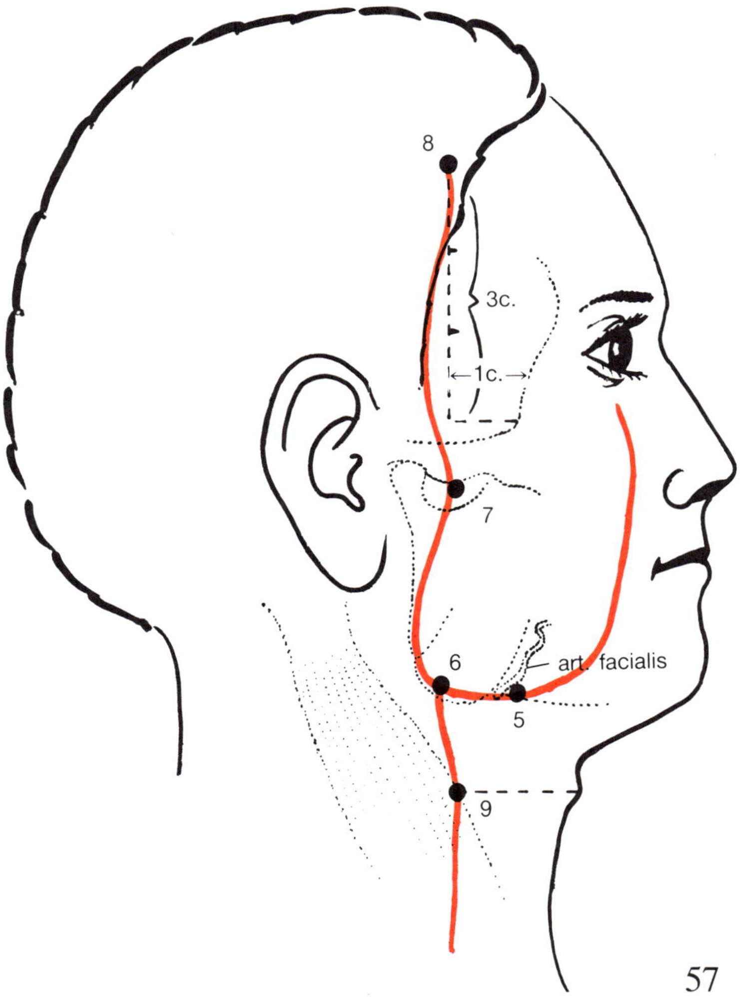

Verlauf Ma – HM (innerlich)

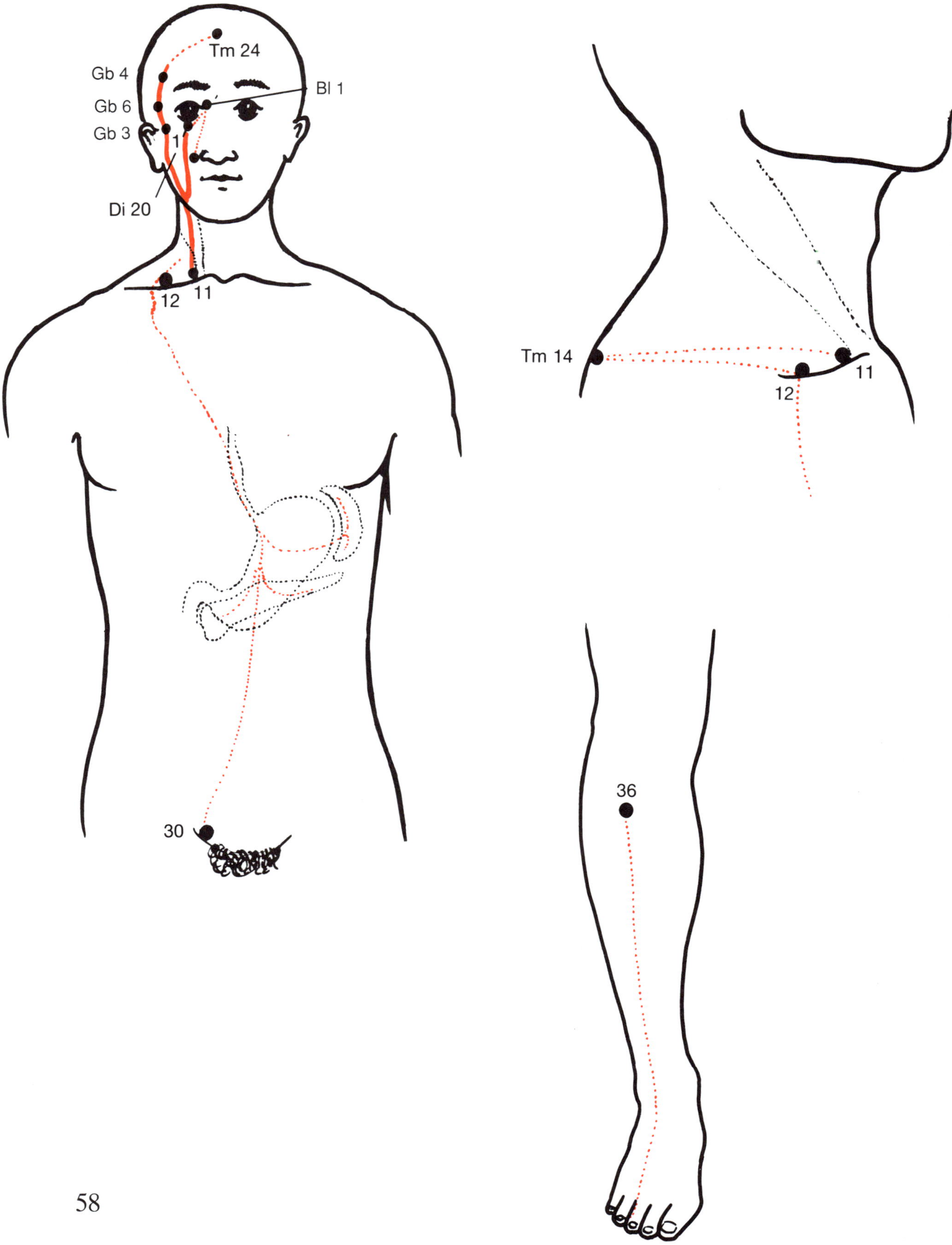

Milz/Pankreas-Hauptmeridian (MP – HM)

09–11 Uhr (=entsprechende Uhrzeit nach der chines. Organuhrzeit)

Tag–Nacht-Beziehung: 3E

Mann–Frau-Beziehung: Lu

Iu-Punkt: Bl 20 (=Zustimmungspunkt)

Mo-Punkt: Lu 13 (=Alarmpunkt)

Tsri-Punkt: Mi 8

Ting	1	Holz	
Iong	2	Feuer	Tonisierungspunkt
Iu	3	Erde	Elementpunkt
King	5	Metall	Sedierungspunkt
Ro	9	Wasser	

Lo-Punkt: MP 4
Quell-Punkt: MP 3

Transversale Lo-Meridiane:

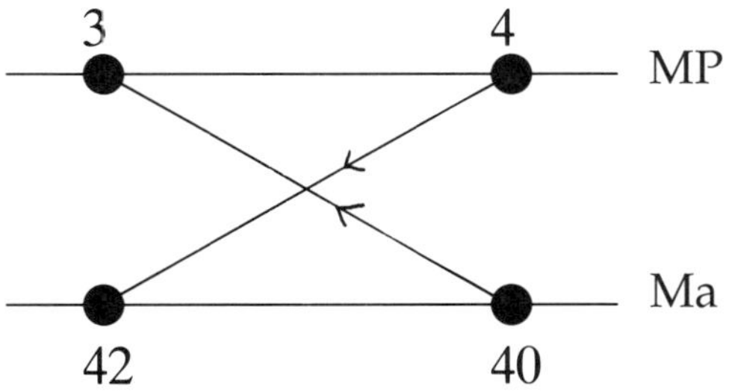

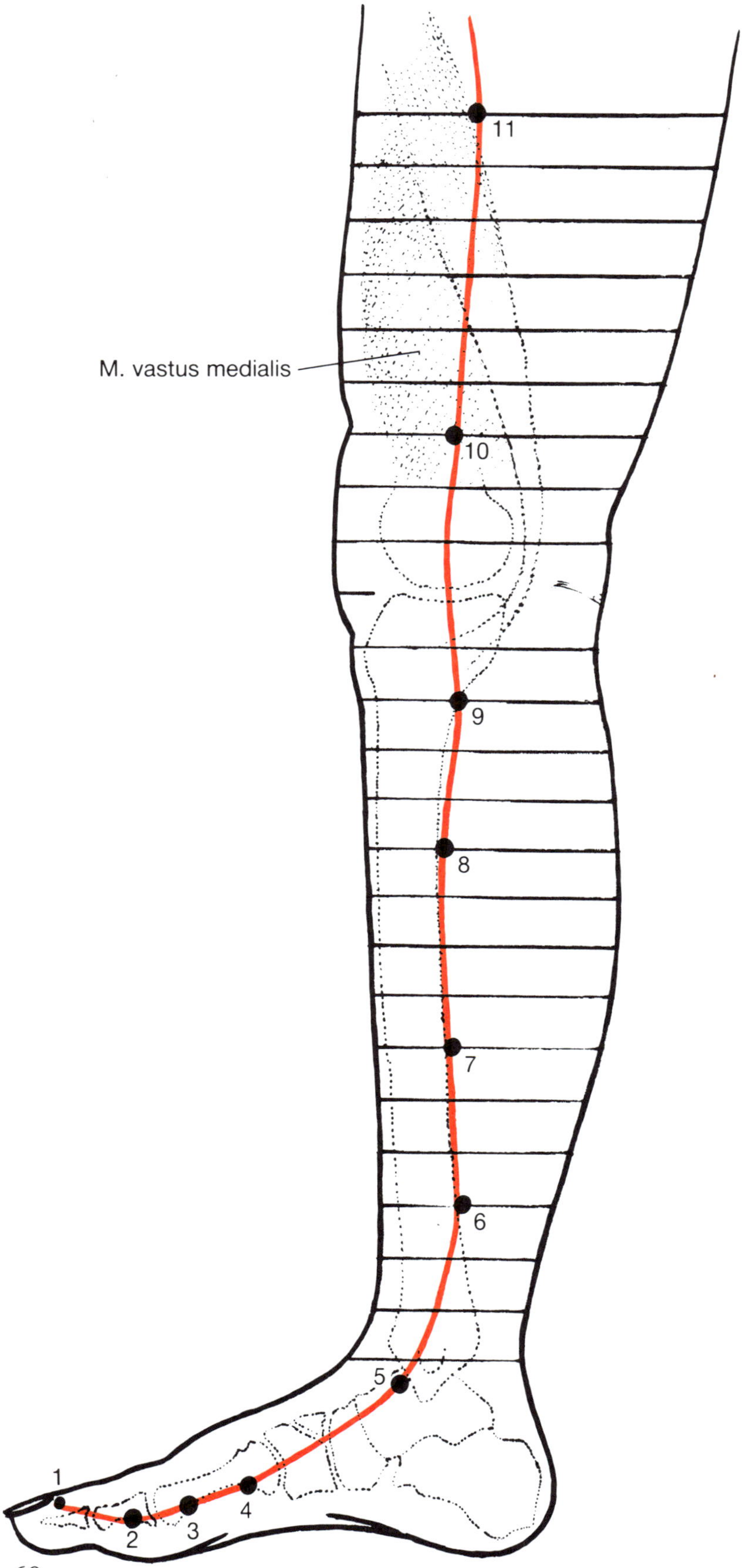
11
M. vastus medialis
10
9
8
7
6
5
1
2
3
4

MP – HM – Verlauf

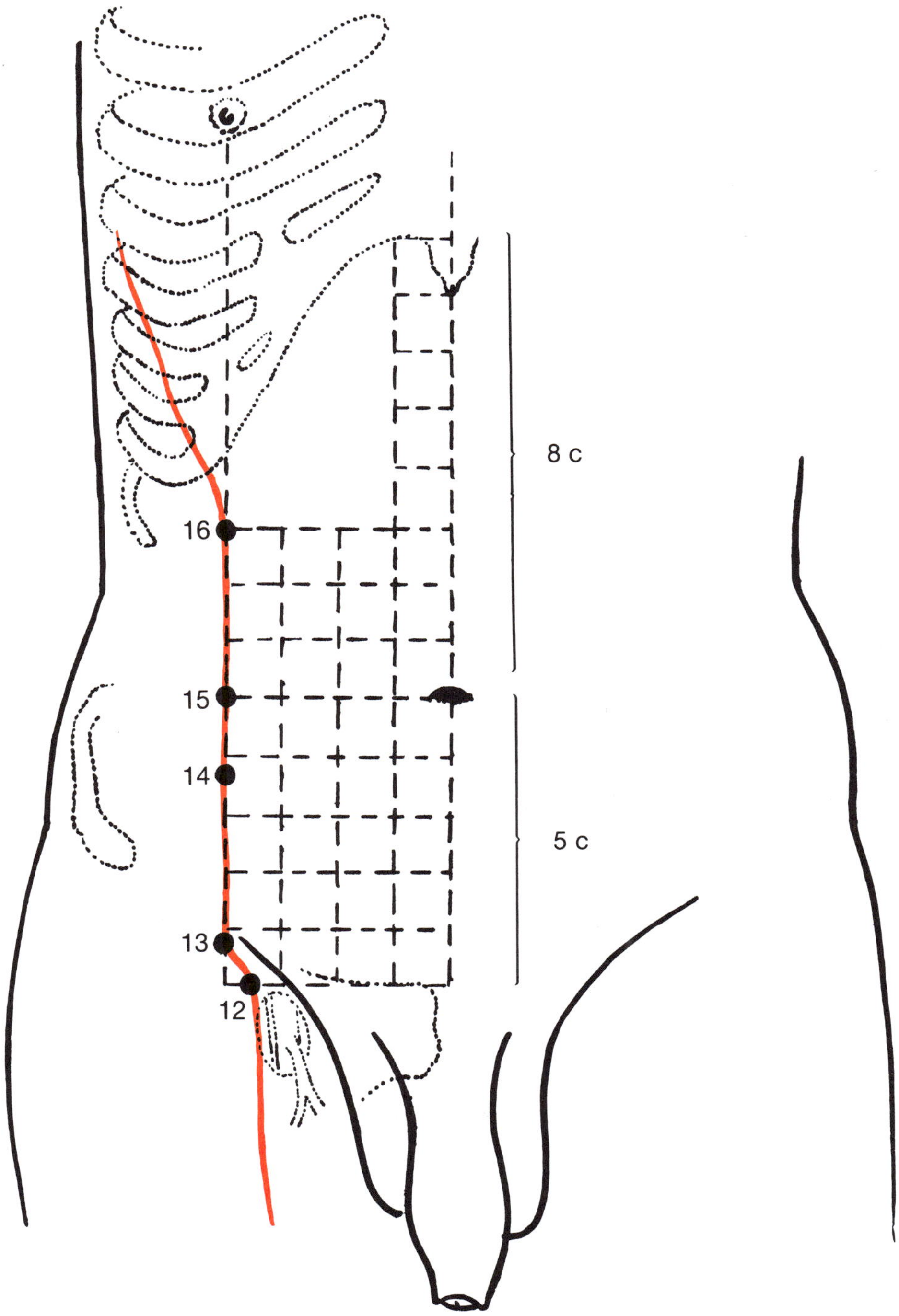

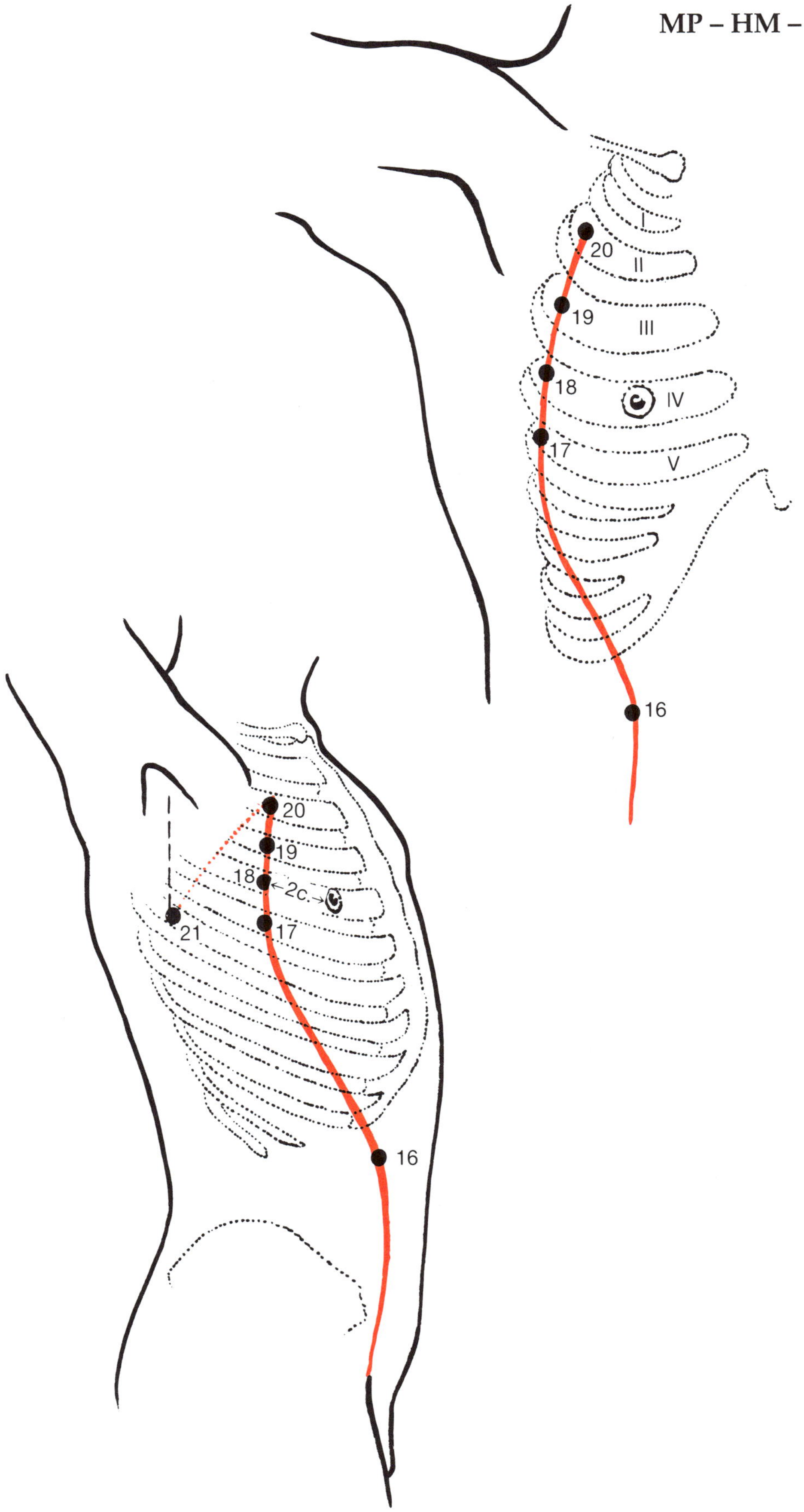
I
20
II
19
III
18
IV
17
V
16
20
19
18
2c.
21
17
16

MP – HM – Verlauf (innerlich)

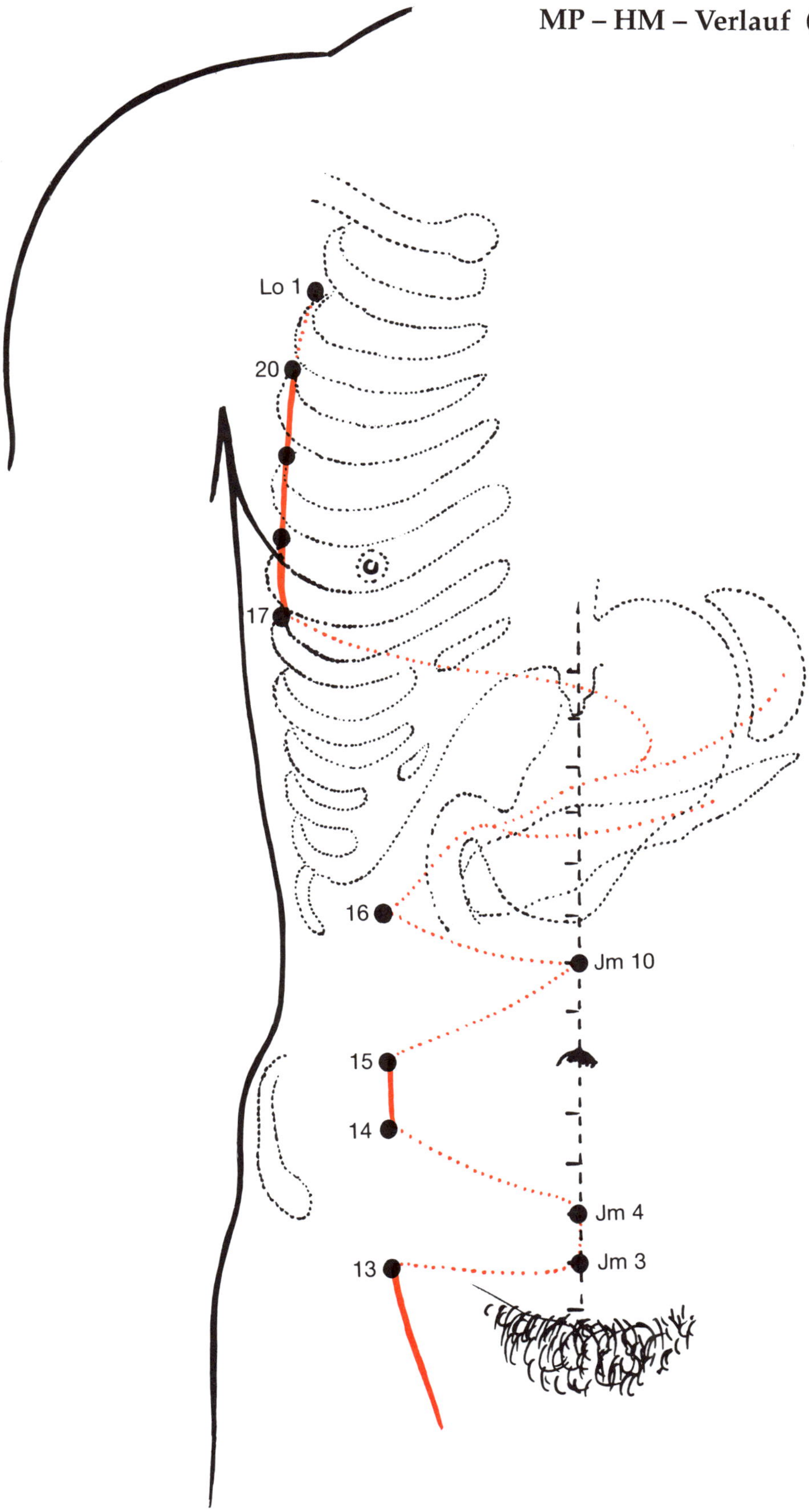

Tendomuskuläre Meridiane (TMM)

TMM führen Wei- oder „Abwehr"-Energie von den Ting-Punkten der Finger und Zehen zu den sogenannten Fokus-Punkten auf Kopf und Rumpf.
Es sind bandwurmartige Meridiane mit Einschnürungen – den Insertions-Punkten (=Ansatz-Punkte) – wo die Energie sich zusammenballt. Durch Stechen der Insertions-Punkte können wir das darunterliegende Gebiet mit mehr Wei-Energie versorgen.
TMM werden gebraucht bei allen oberflächlichen Erkrankungen der Haut und Subkutis, aber auch bei Krankheiten der Sehnen und Muskeln.
Welches die Insertions-Punkte sind, ist auf den Abbildungen der TMM zu sehen.

Die Fokus-Punkte sind für: Dü – 3E – Di – TMM: Gb 13
He – KS – Lu – TMM: Gb 22
Bl – Gb – Ma – TMM: Dü 18
Ni – Le – MP – TMM: Jm 2 und 3

TMM-Behandlung:

* Steche den Ting-Punkt des TMM, der über einem gestörten Gebiet läuft, zentripedal und tonisierend.
* Steche den Fokus-Punkt, der mit dem betreffenden TMM verbunden ist, sedierend.
* Steche ganz oberflächlich die Schmerzpunkte in dem Verlauf der TMM an.
* Steche, wenn nötig, einen oder mehrere Insertions-Punkte in dem Verlauf desselben TMM, um mehr Wei-Energie zu einer darunterliegenden Sehne oder anderem Gewebe strömen zu lassen.

H – TMM

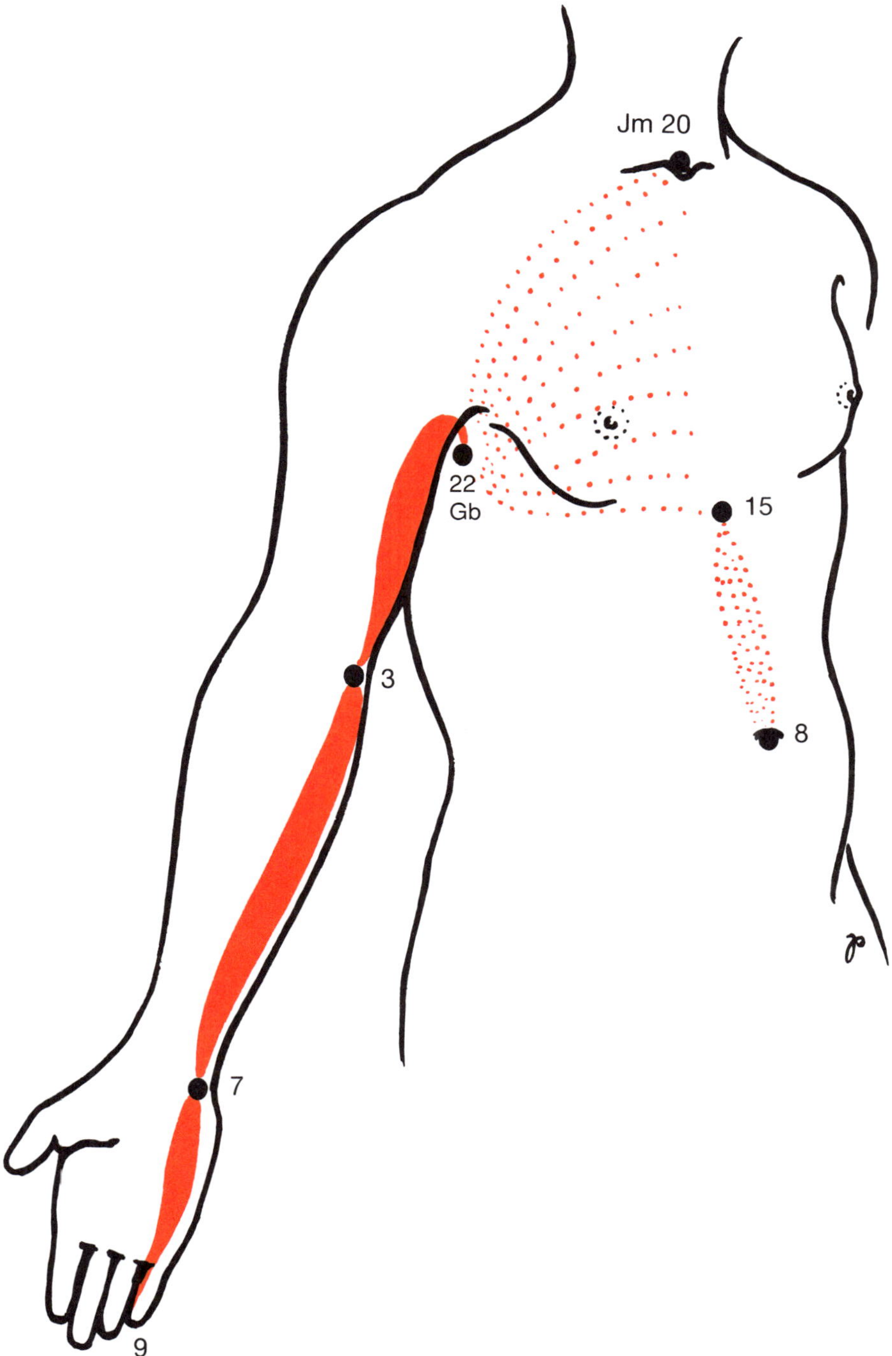

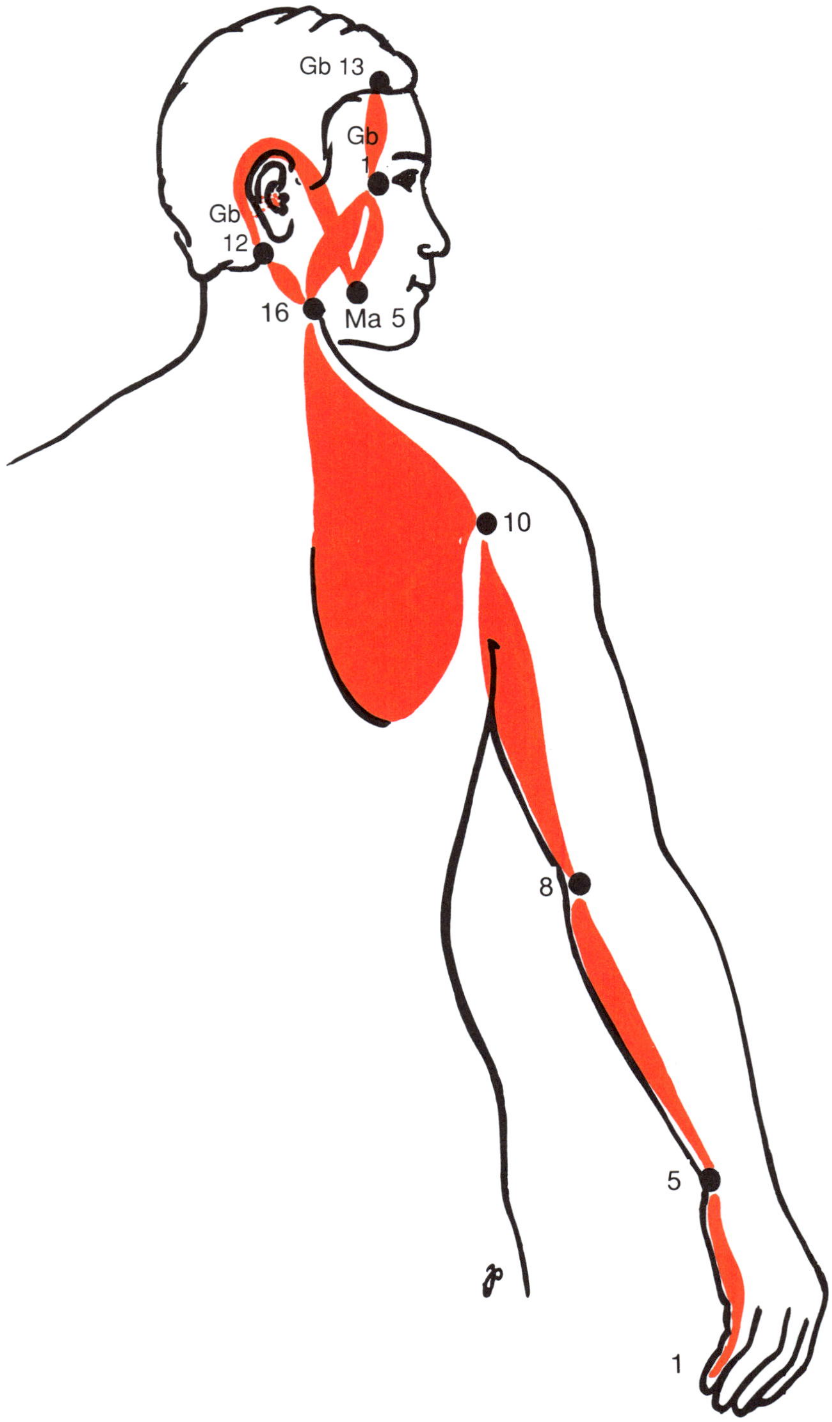
Gb 13
Gb
1
Gb
12
16
Ma 5
10
8
5
1

Bl – TMM

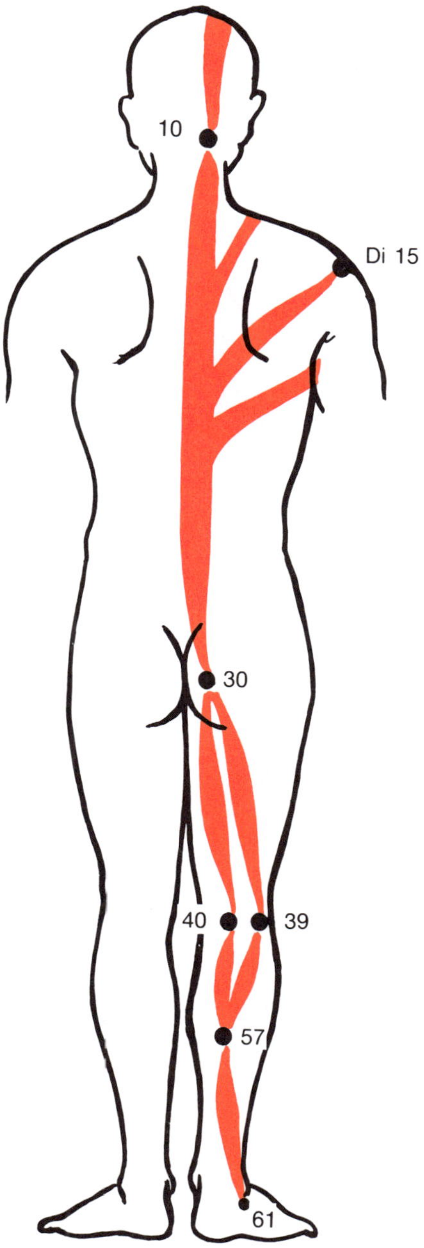

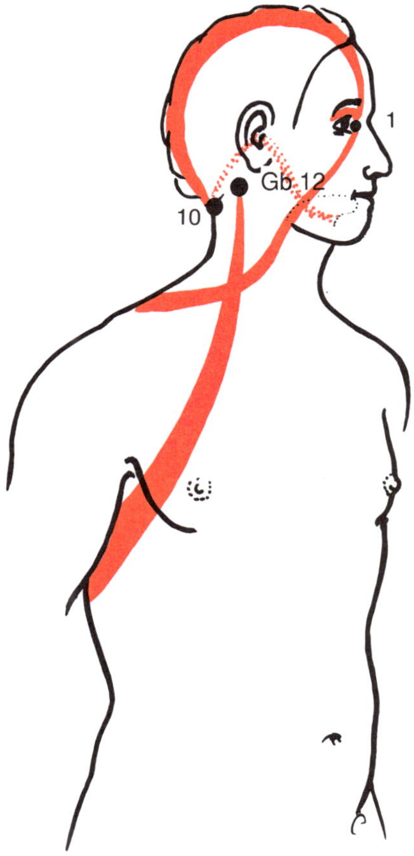

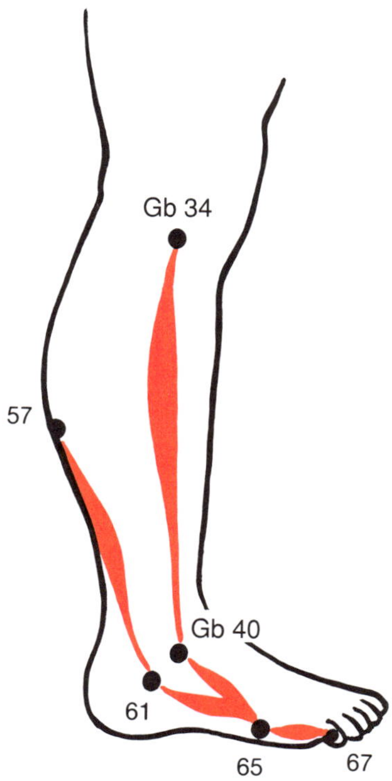

Ni – TMM

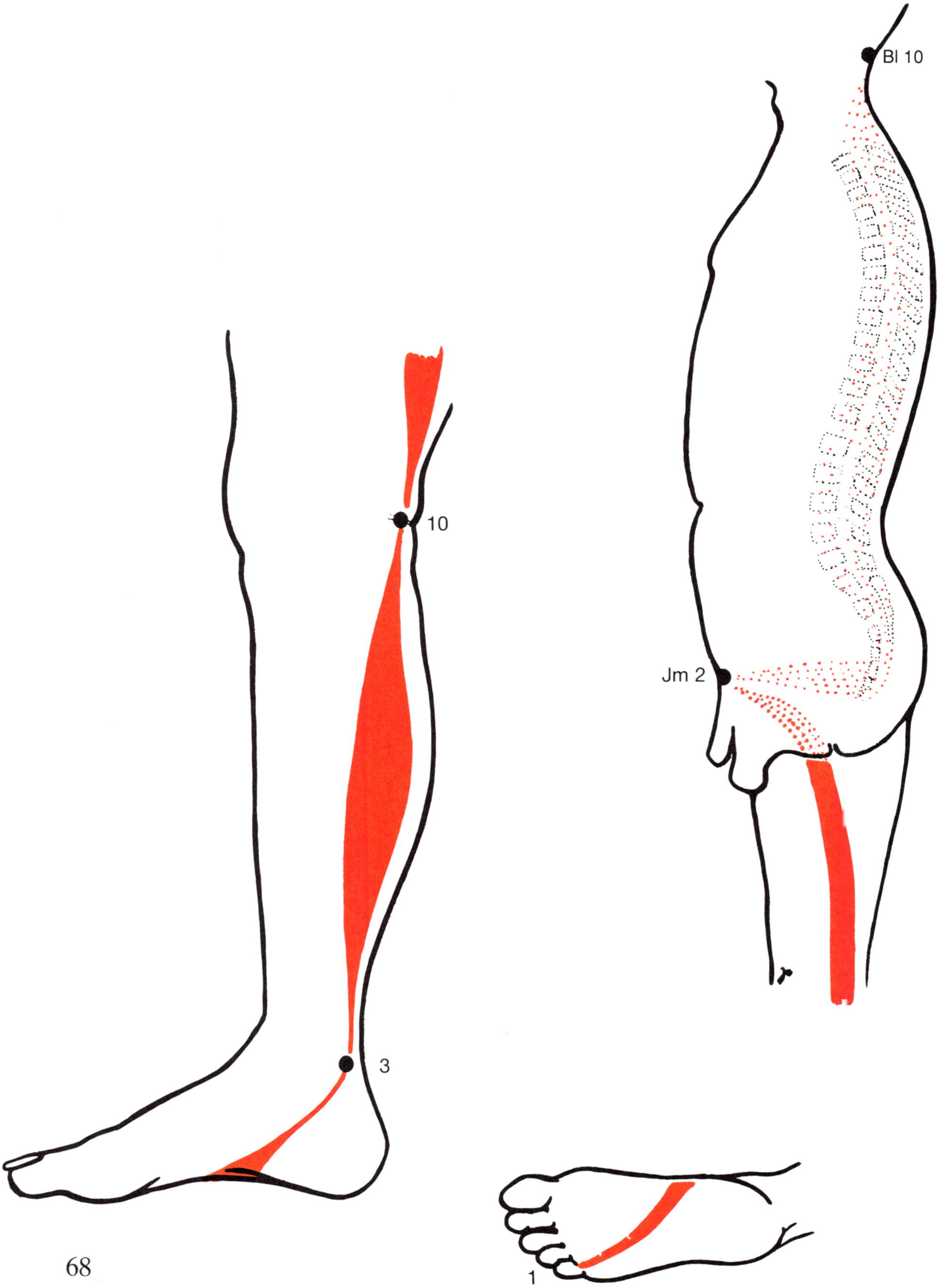

KS – TMM

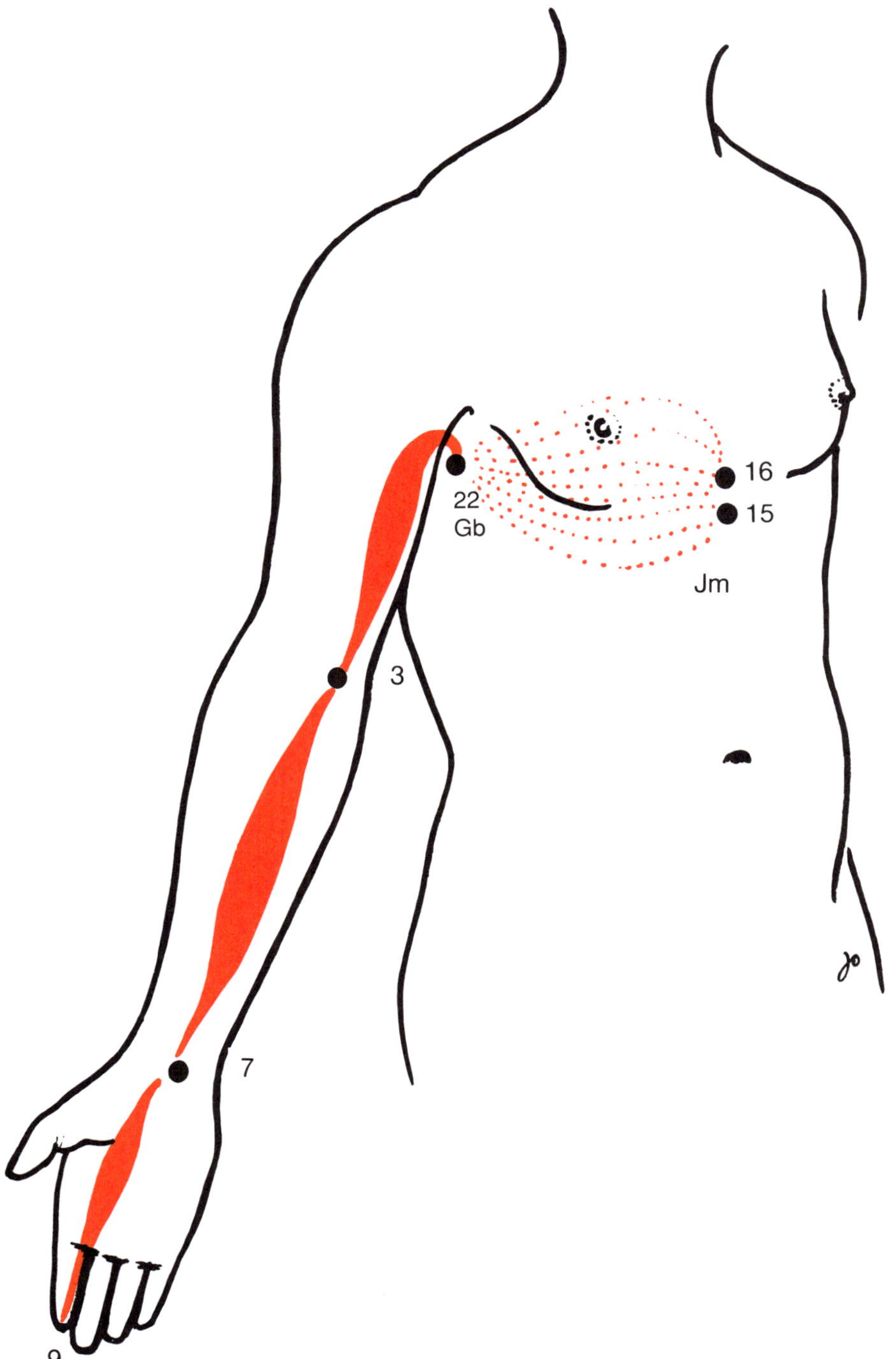

3E – TMM

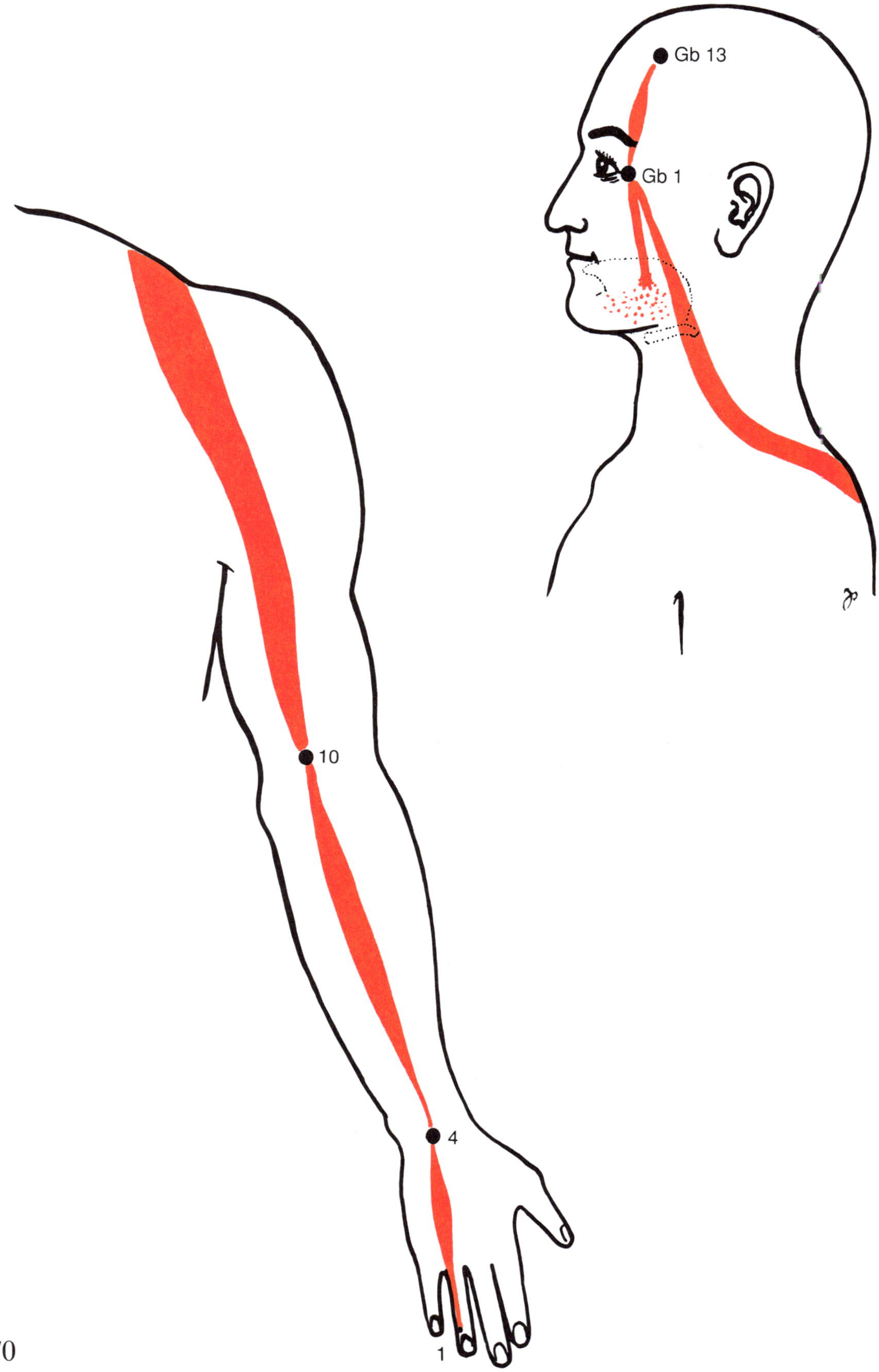

Gb – TMM

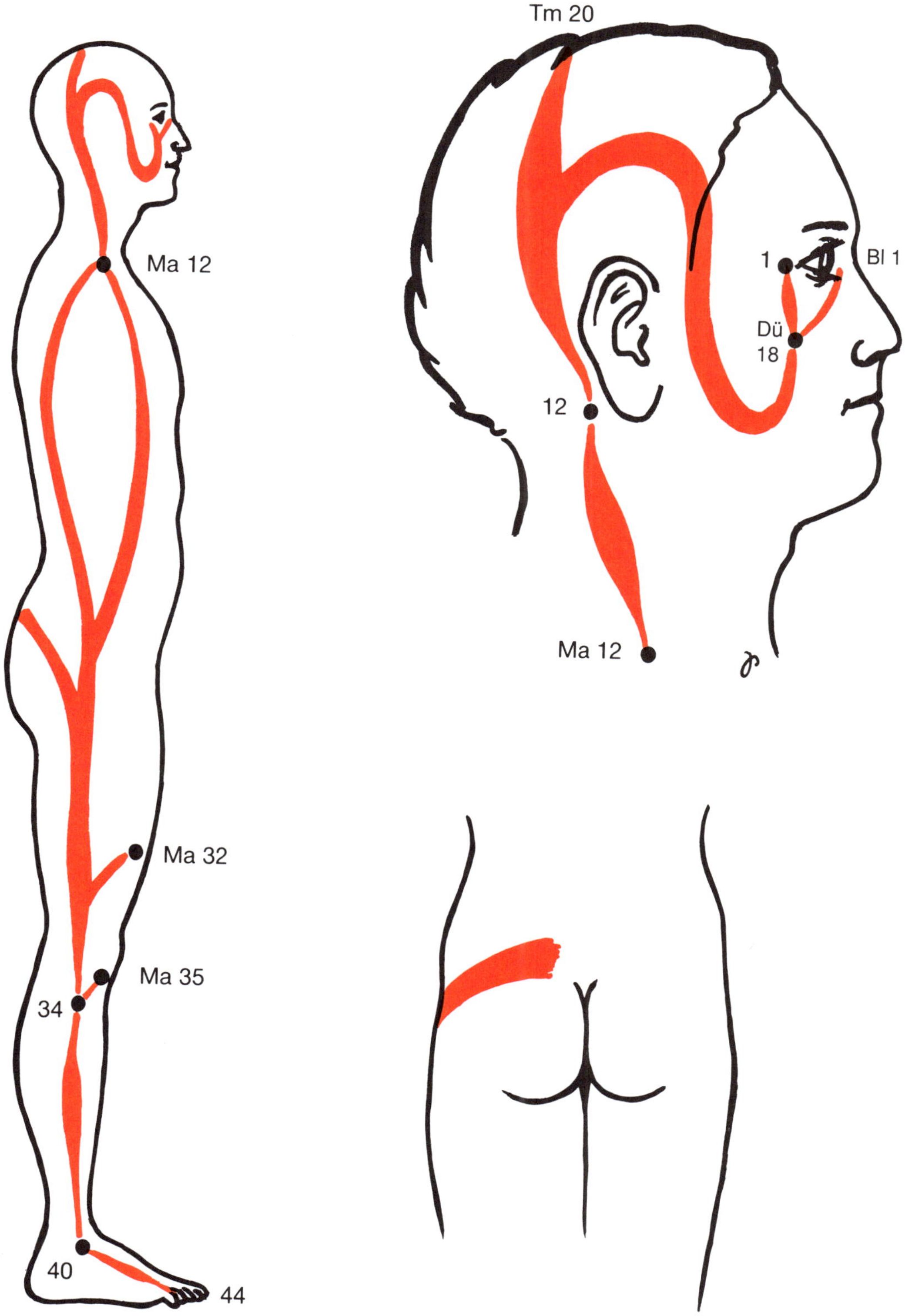

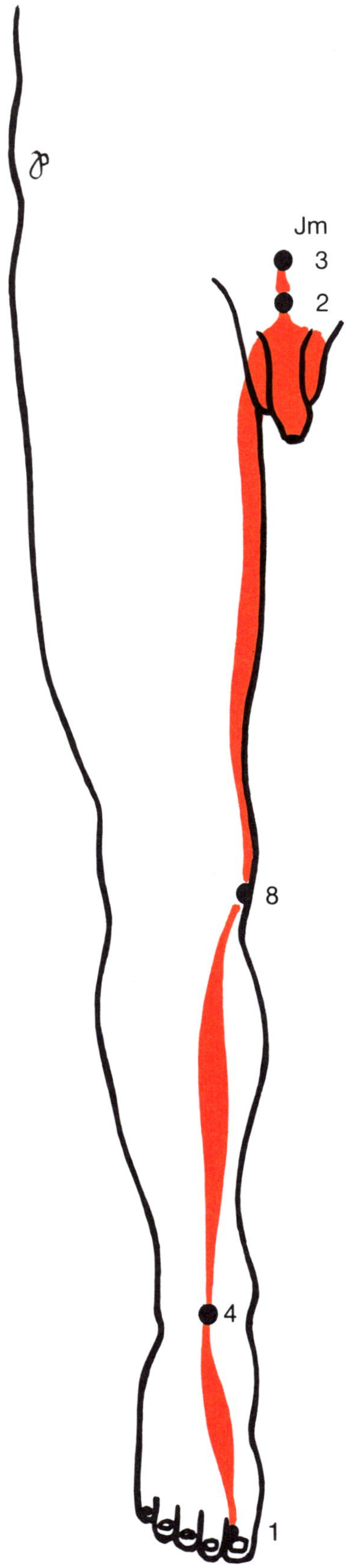
Jm
3
2
8
4
1

Lu – TMM

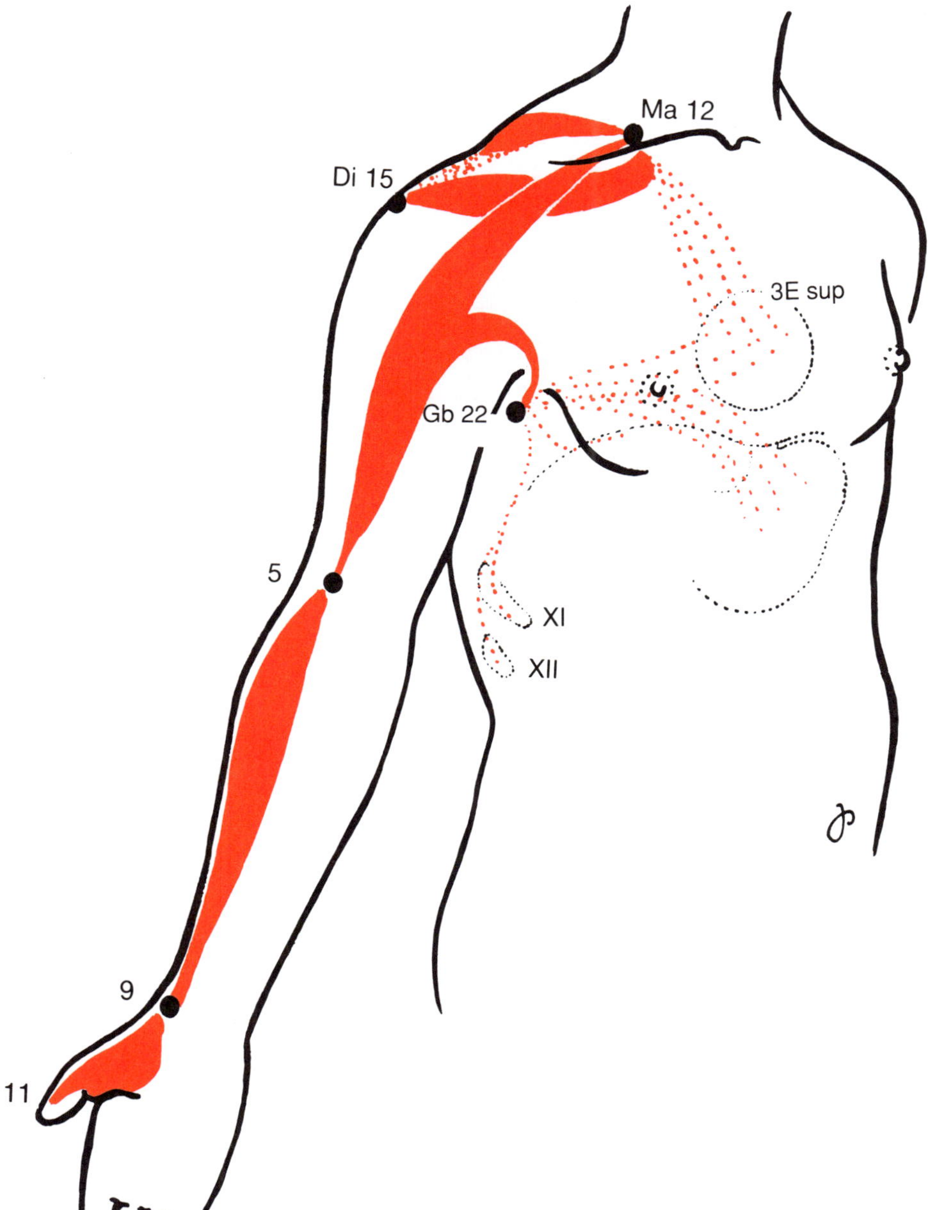

Di – TMM

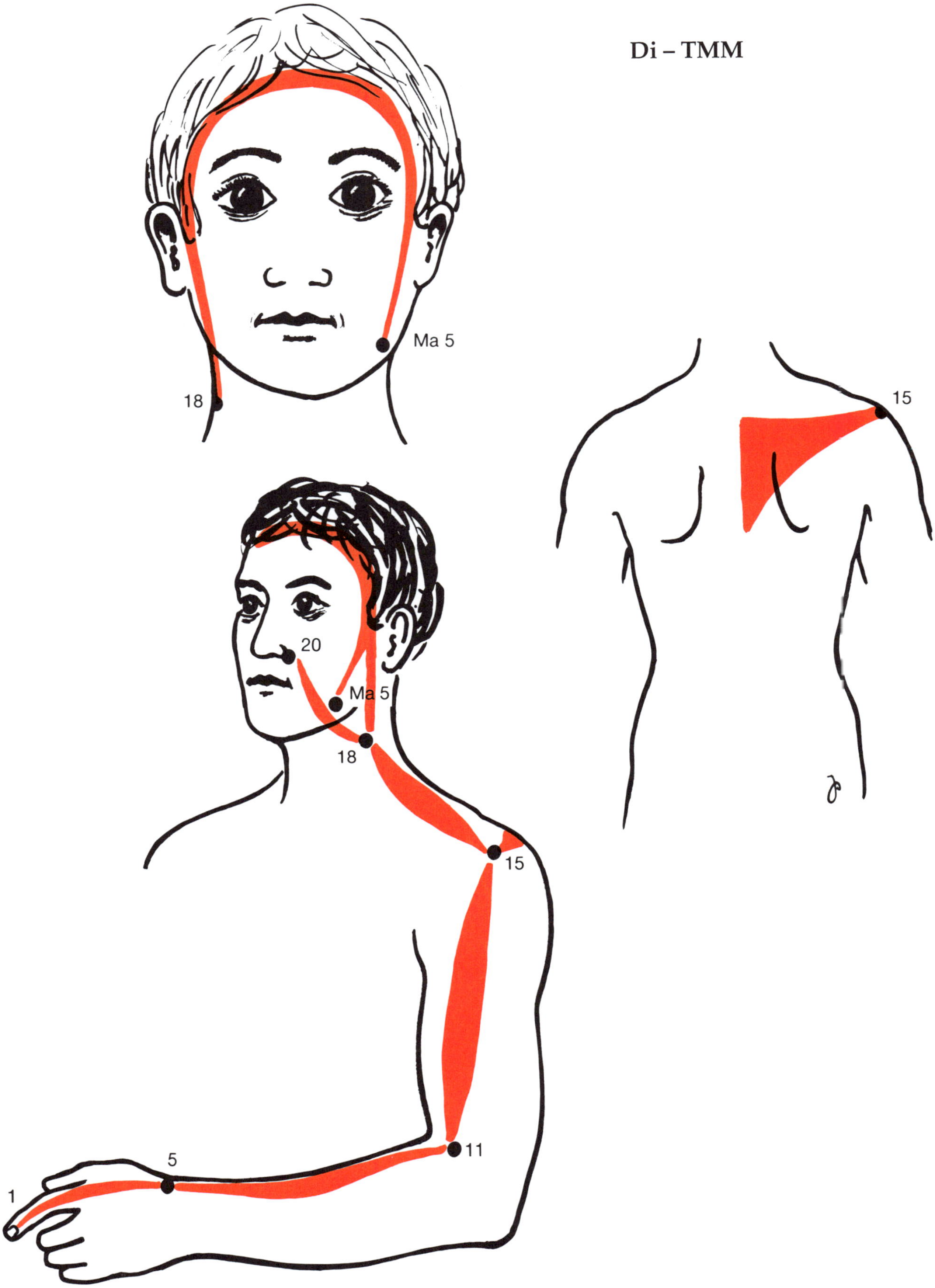

Ma – TMM

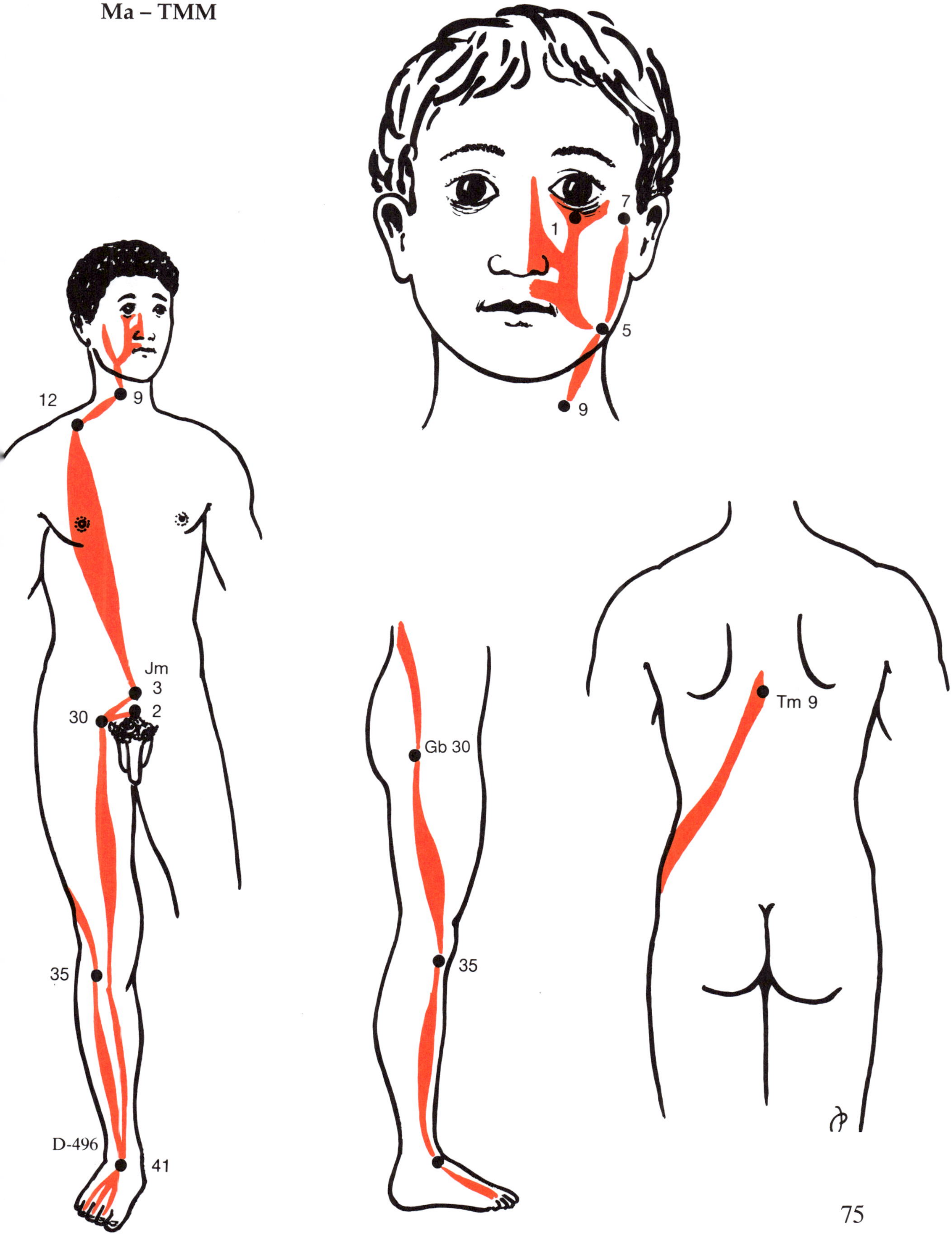

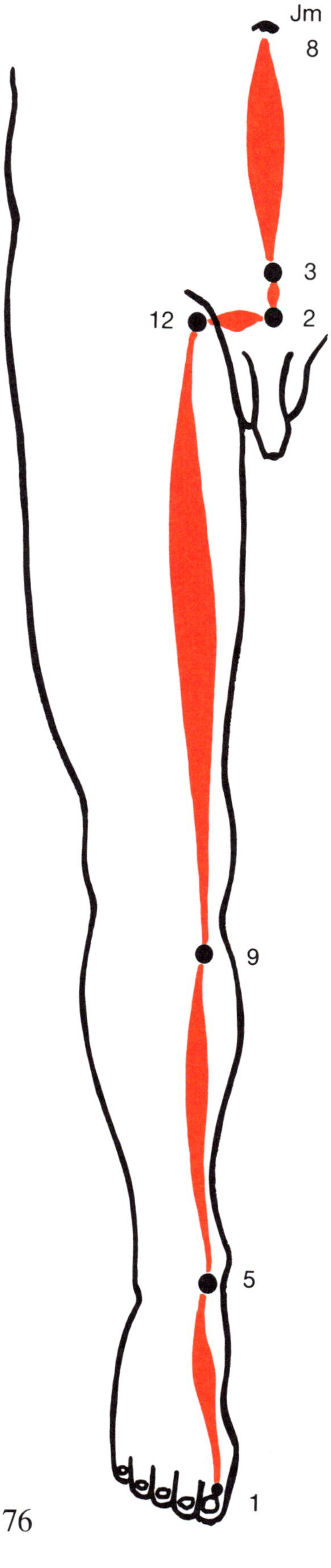
Jm
8
3
12
2
9
5
1

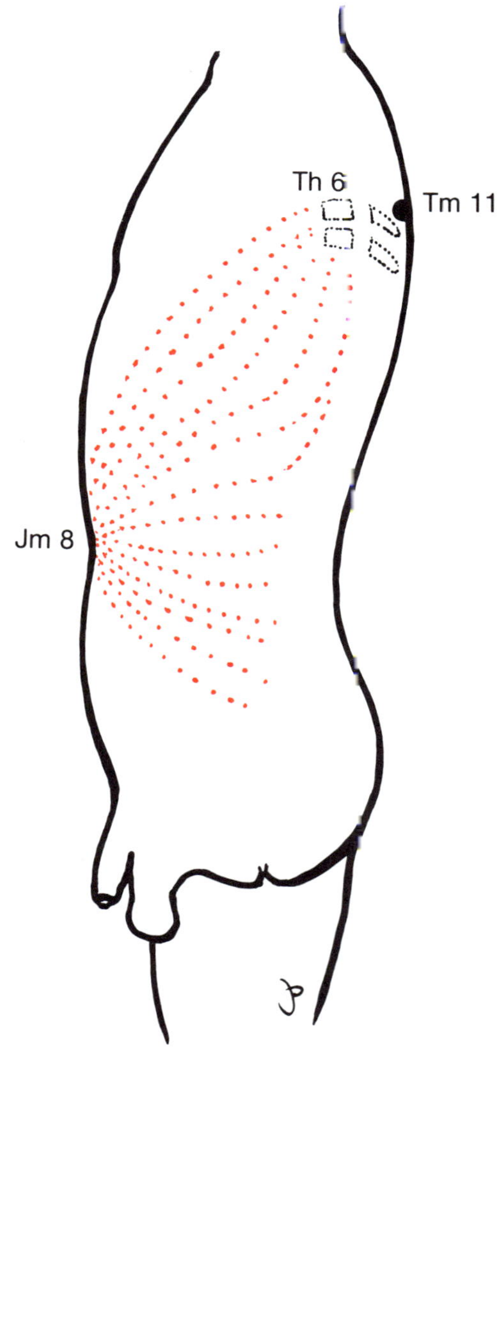
Th 6
Tm 11
Jm 8

Longitudinale Lo-Meridiane (LLM)

LLM führen Iong- oder trophische Energie (TE) von den Lo-Punkten der Hauptmeridiane zum restlichen Körper.
LLM verlaufen oberflächlicher als die Hauptmeridiane (HM) und müssen die HM gegen pathogene Einflüsse von außen beschützen.
Alle LLM laufen von der Peripherie zum Zentrum, mit Ausnahme des Lungen- und Gallenblasen-LLM, die von Lu 7 zur Hand und von Gb 37 zum Fuß verlaufen (siehe Abbildung).
LLM können zu viel oder zu wenig Energie enthalten und zeigen dann eine Völle oder Leere. Die dazupassenden Symptome sind in den Handbüchern zu finden.

LMM-Behandlung

LMM-Behandlung einer Völle ist einfach: sediere den dazupassenden Lo-Punkt.
Die Behandlung einer Leere ist komplizierter, weil verhütet werden muß, daß der gekoppelte Hauptmeridian seiner Energie beraubt wird. Diese Behandlung findet in vier Schritten statt:

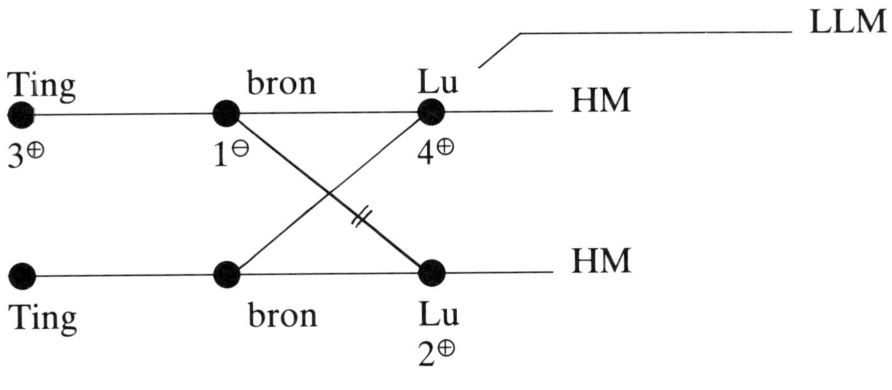

Meistens werden wir jedoch die LLM gebrauchen, um eine Körperregion mit mehr TE zu versorgen.
Der Lo-Punkt des LLM wird dann in die Richtung gestochen, wohin die TE danach strömen soll, und wird sediert.

H – LLM

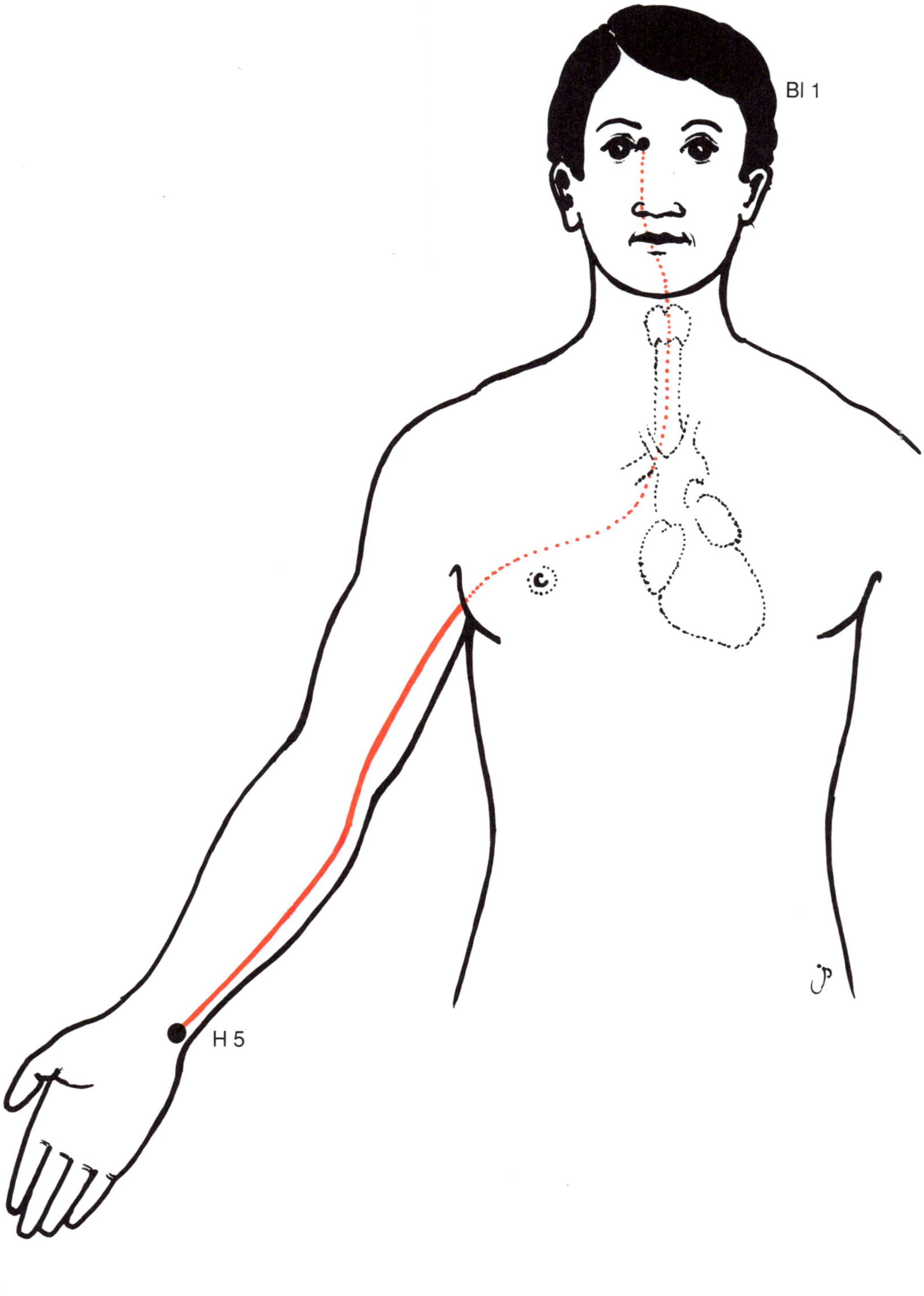

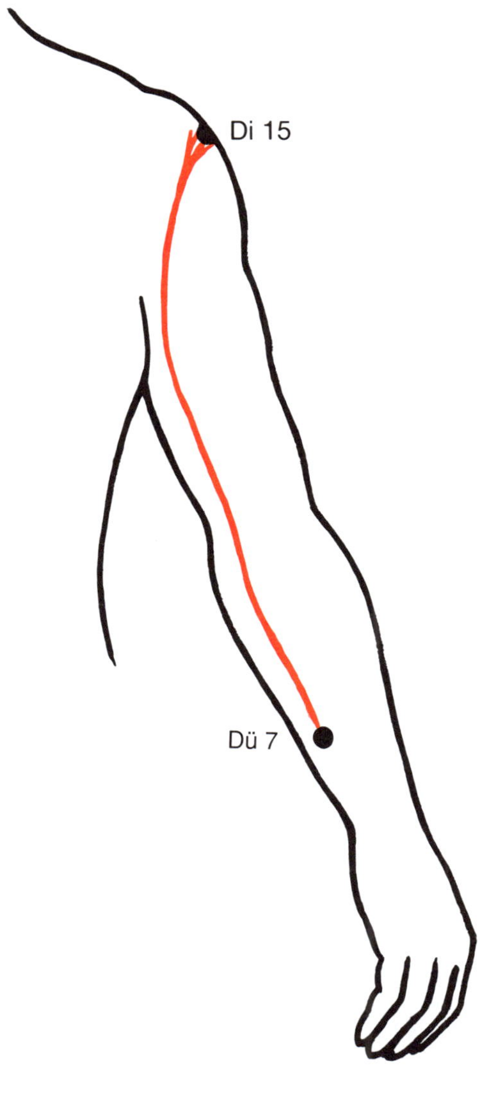
Di 15
Dü 7

Bl – LLM

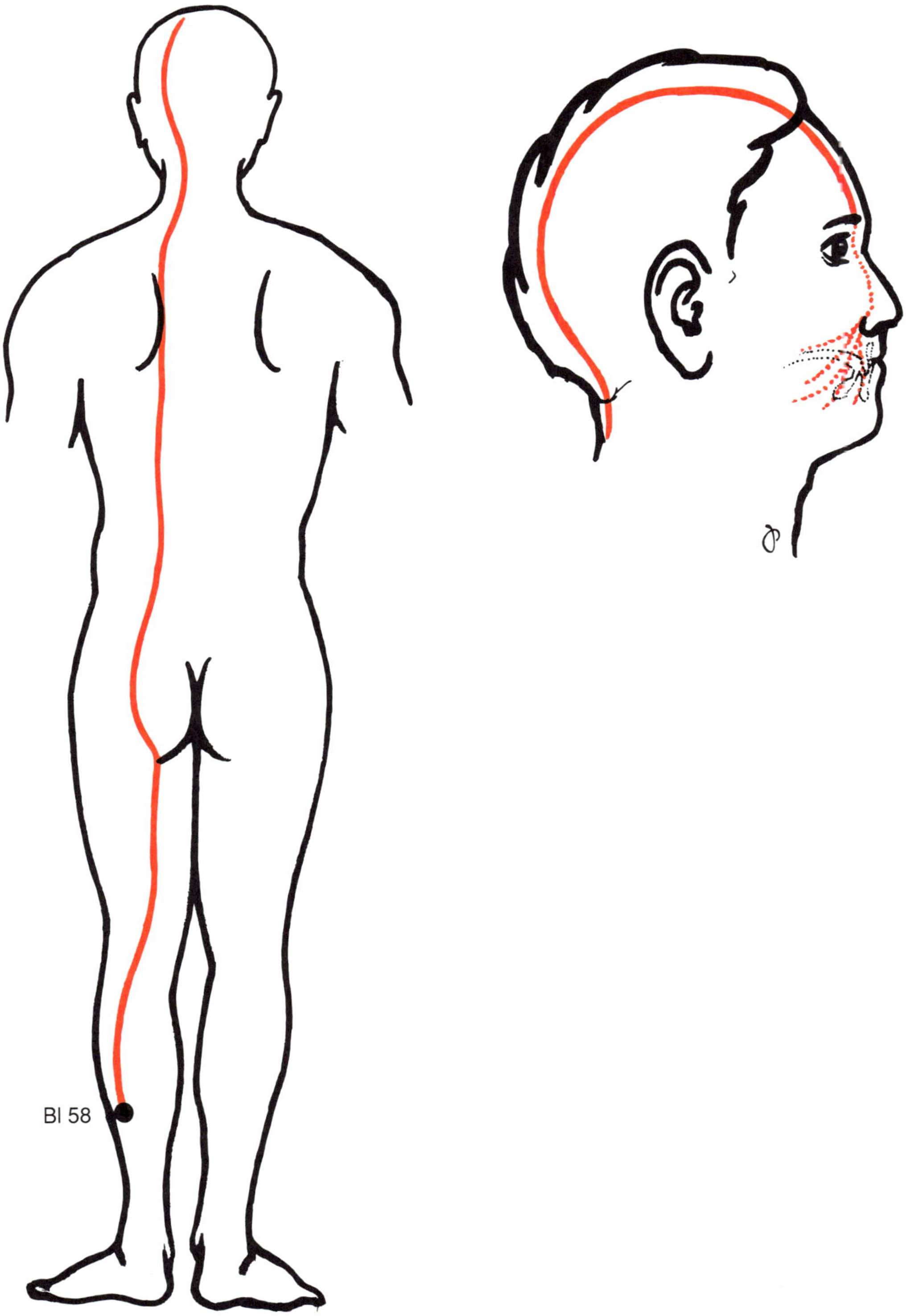

Ni – LLM

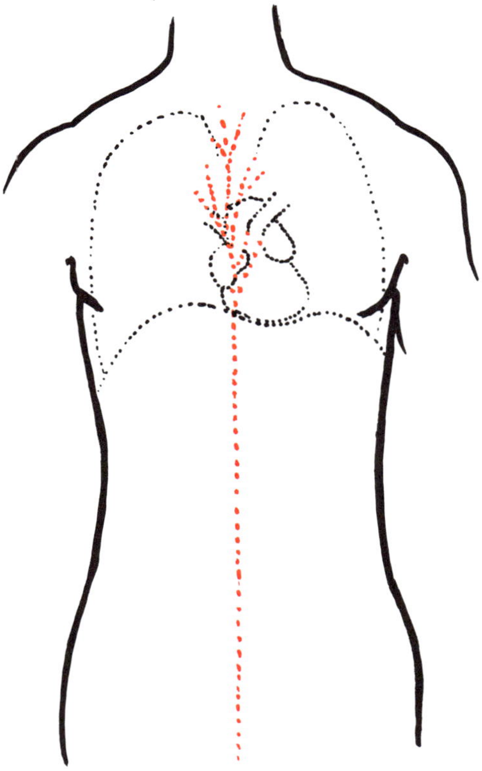

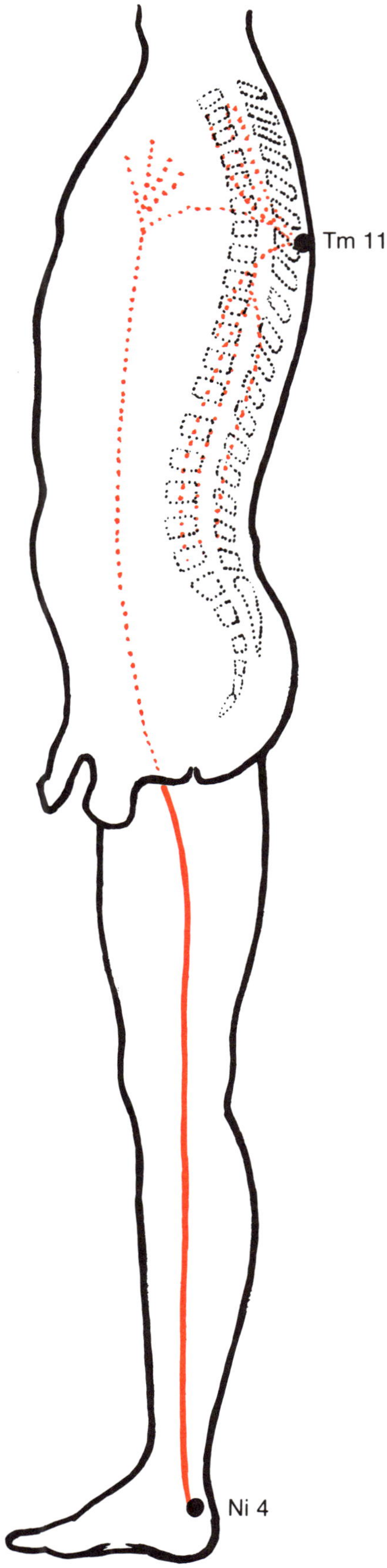

KS – LLM

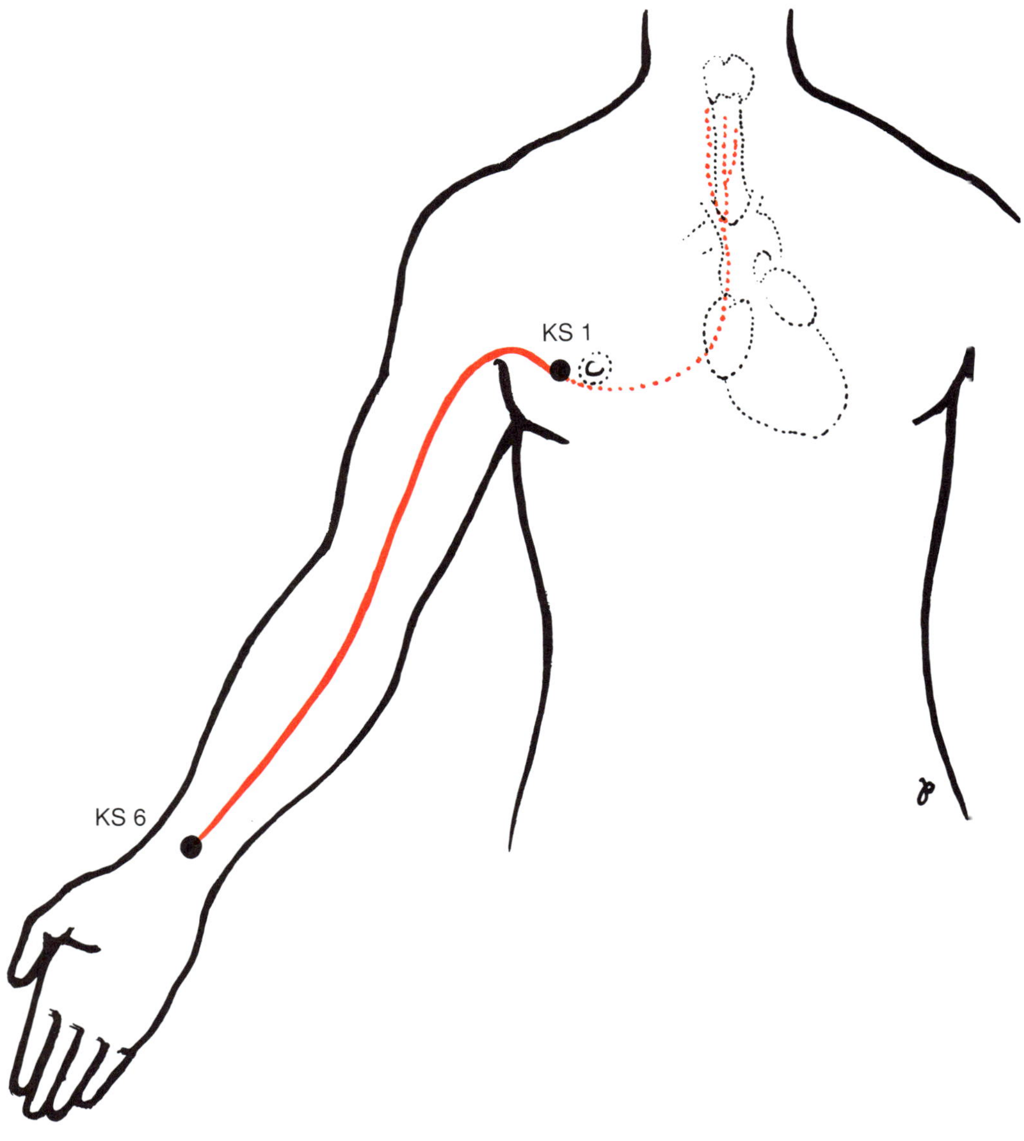

3E – LLM

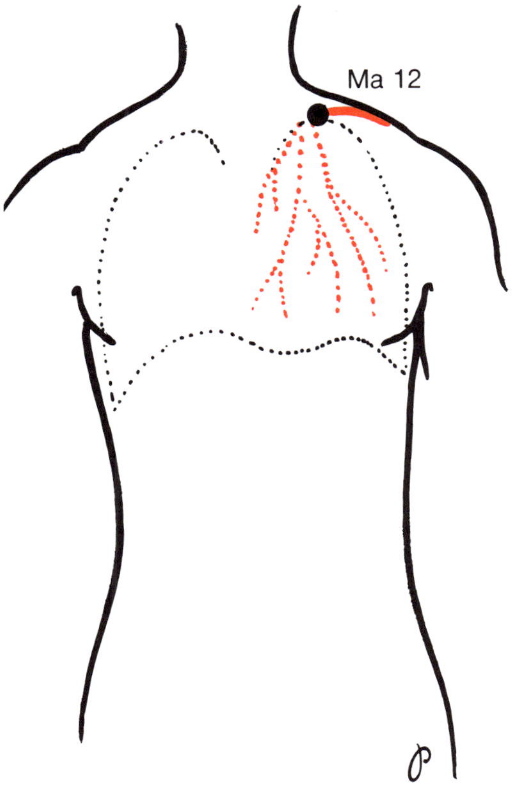

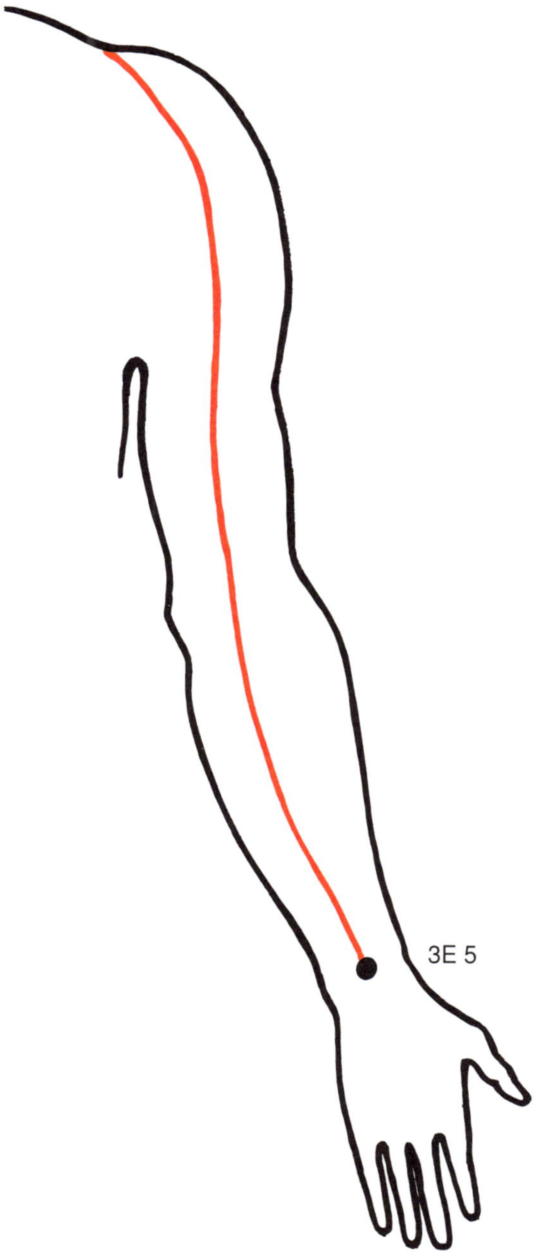

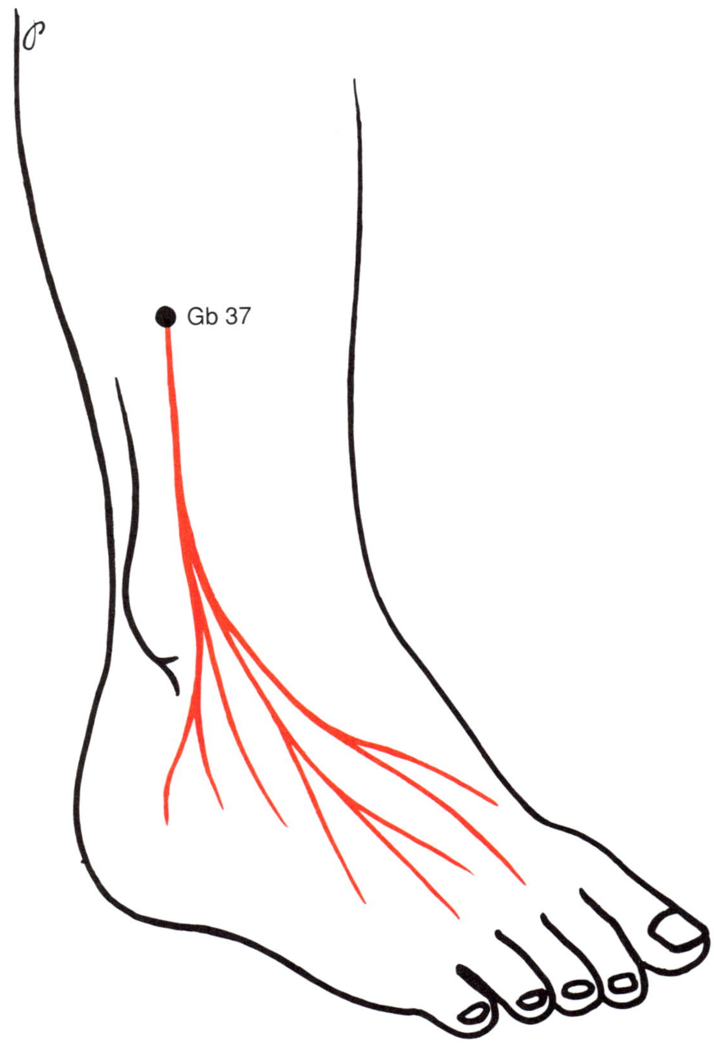
Gb 37

Le – LLM

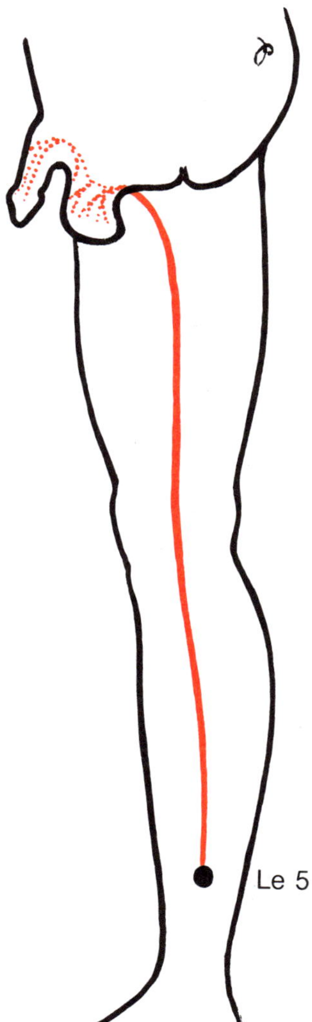

Lu – LLM

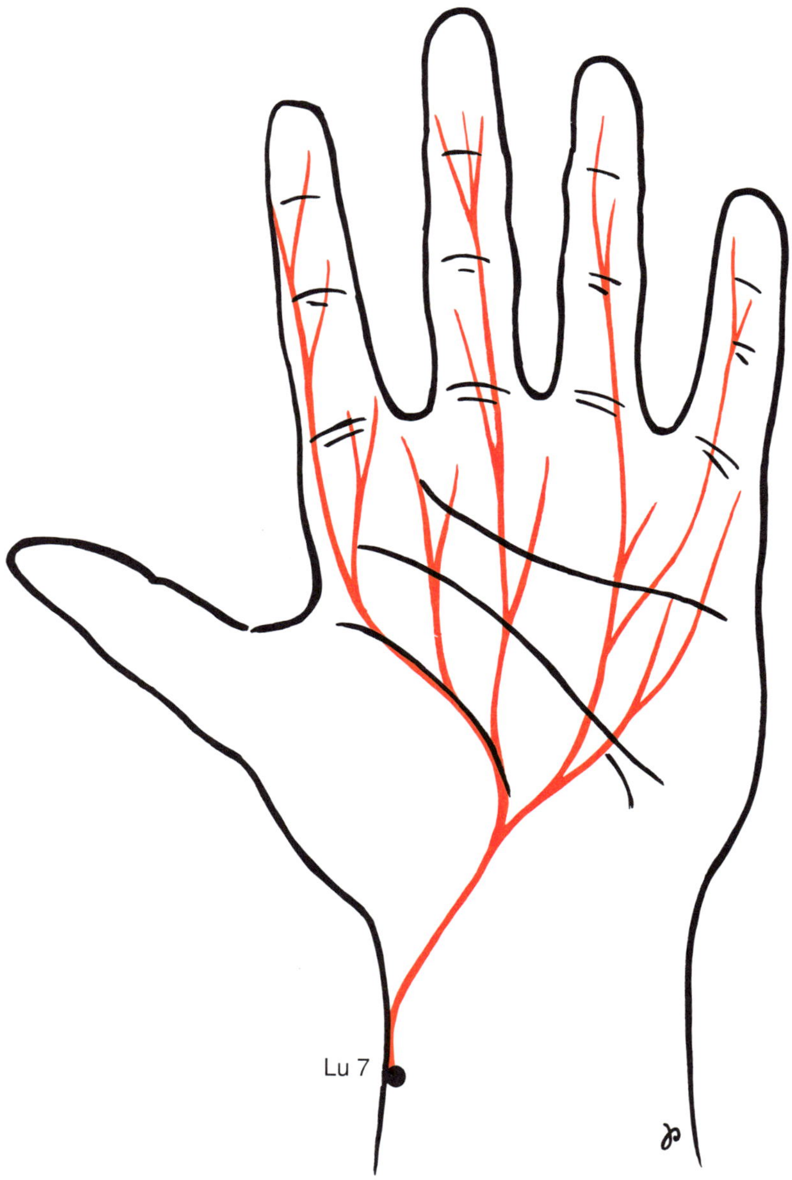

Di – LLM

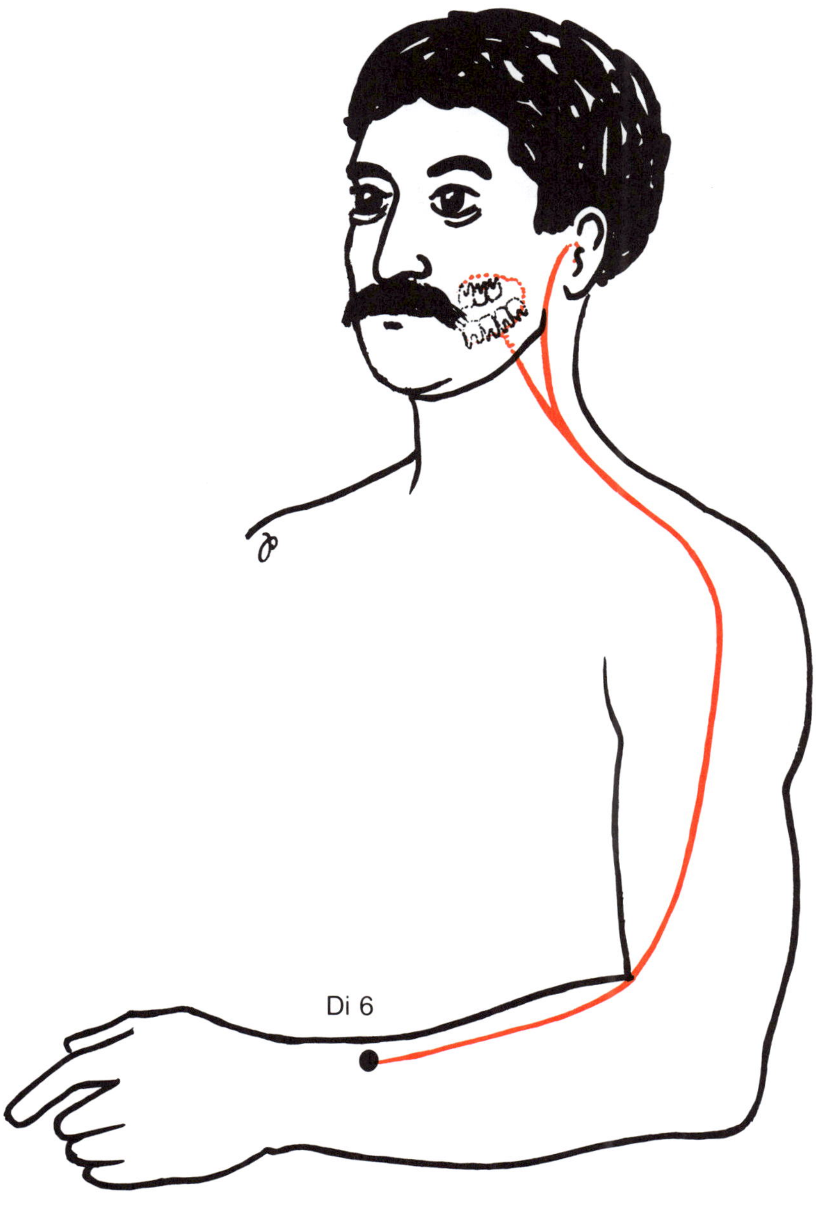

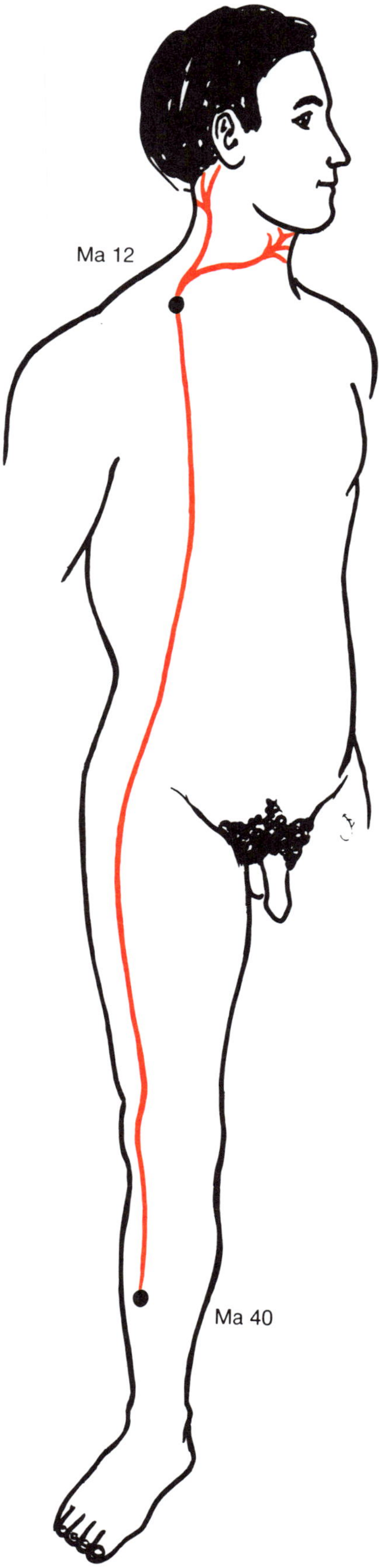
Ma 12
Ma 40

MP – LLM

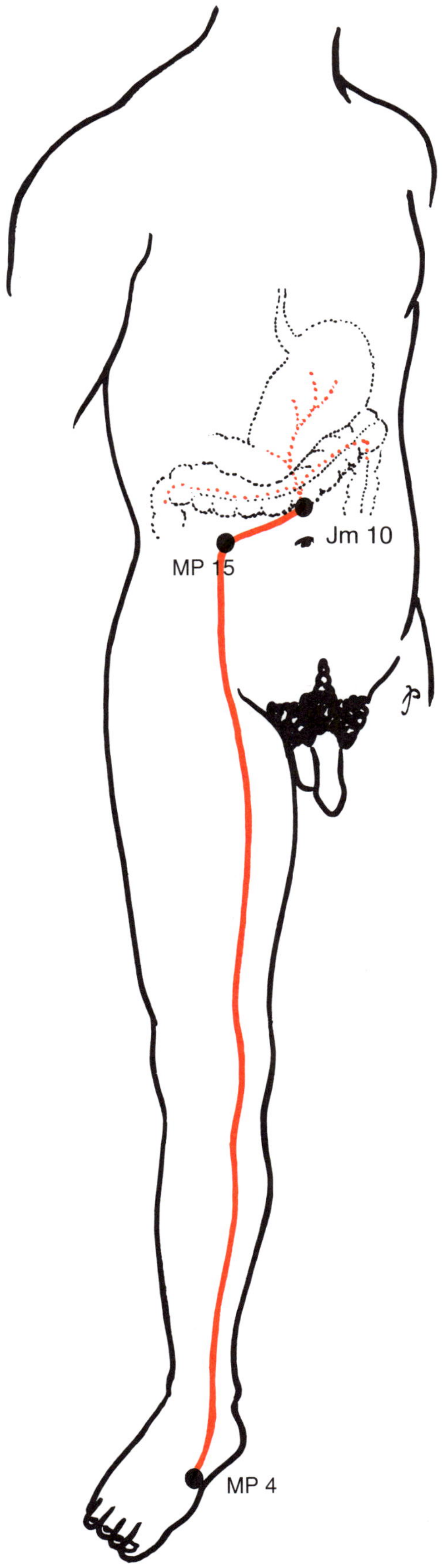

großes Lu-Gefäß Ma

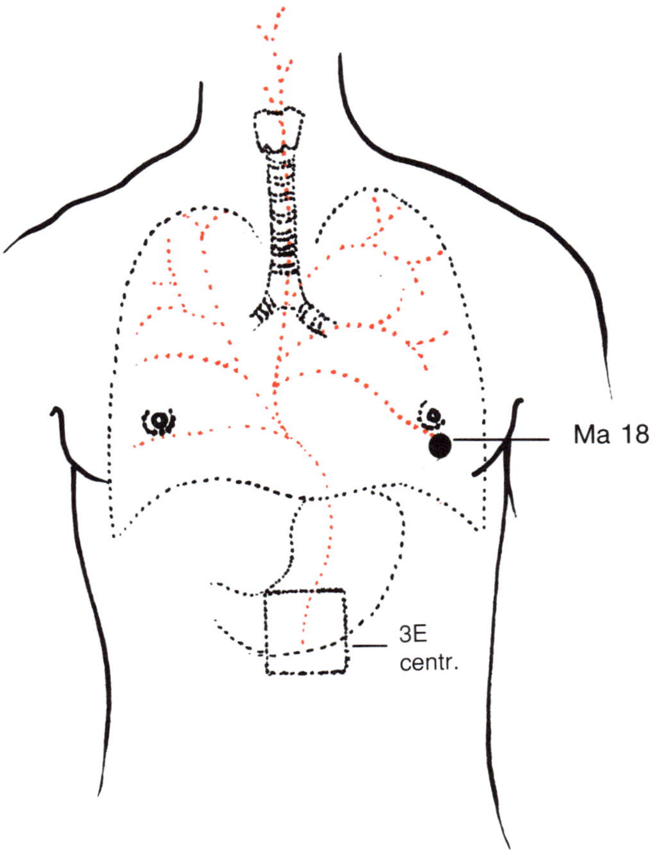

großes Lu-Gefäß MP

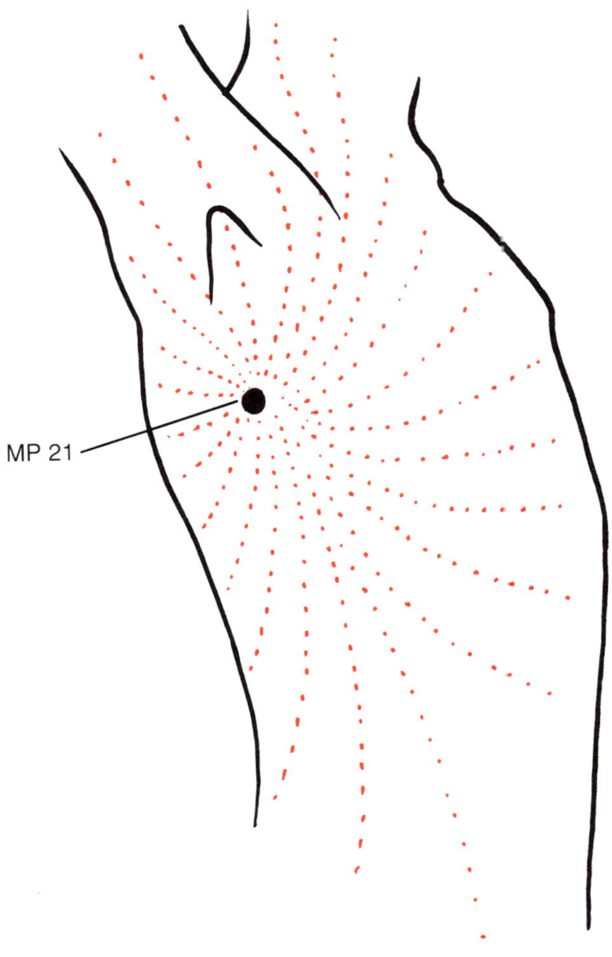

Aparte Meridiane (AM)

AM führen psycho-informative Energie und erfüllen die Funktion, die die westliche Physiologie dem Zentralen und Peripheren Nervensystem zuschreibt.
Die AM nehmen Information in der Peripherie des Körpers auf, führen sie zum Gehirn, von wo eine Antwort zur Peripherie zurückkehrt. Wenn AM gestört sind, entsteht ein Beschwerdemuster, daß gekennzeichnet ist durch folgende Trias: Einseitigkeit, Wechselhaftigkeit, Organbezogenheit, mit anderen Worten: der Patient hat einseitige Beschwerden, welche kommen und gehen, und wobei ein Organ in Bauch oder Brust „tobt".
Sinnesstörungen, wie Geräusch- und Lichtempfindlichkeit, können mit AM-Störungen zusammenhängen.
AM beginnen bei den Ting-Punkten, laufen nach proximal, passieren einen peripheren und einen zentralen Reunions-Punkt und kommen zusammen auf Tou Mo 20 (=Gouverneur 20).
Die Punkte, wovon die AM Gebrauch machen sind:

AM:	H Dü	Bl Ni	KS 3E	Gb Le	Lu Di	Ma MP
Ting-Punkt	9 1	67 1	9 1	44 1	11 1	45 1
Peripherer ReunionsP.	Gb 22	Bl 40	Endo-thoracaal	Jm 2	Lu 1	Ma 30
Zentraler ReunionsP.	Dü 16+ Bl 1	Bl 10	3E 16	Gb 1	Di 18	Ma 9

AM-Behandlung

* Steche auf der beschwerdefreien Seite den Ting-Punkt von dem Meridianenpaar, welches zu dem Organ, das Beschwerden macht, paßt, zentripedal, tonisierend.
* Stich den peripheren Reunions-Punkt von dem betreffenden Paar, sedierend auf der Beschwerdeseite, in Richtung Rumpf.
* Stich den dazupassenden zentralen Reunions-Punkt hoch, sedierend, auf der Seite der Beschwerde.
* Stich Tou Mo 20 regulierend, senkrecht.

H – AM

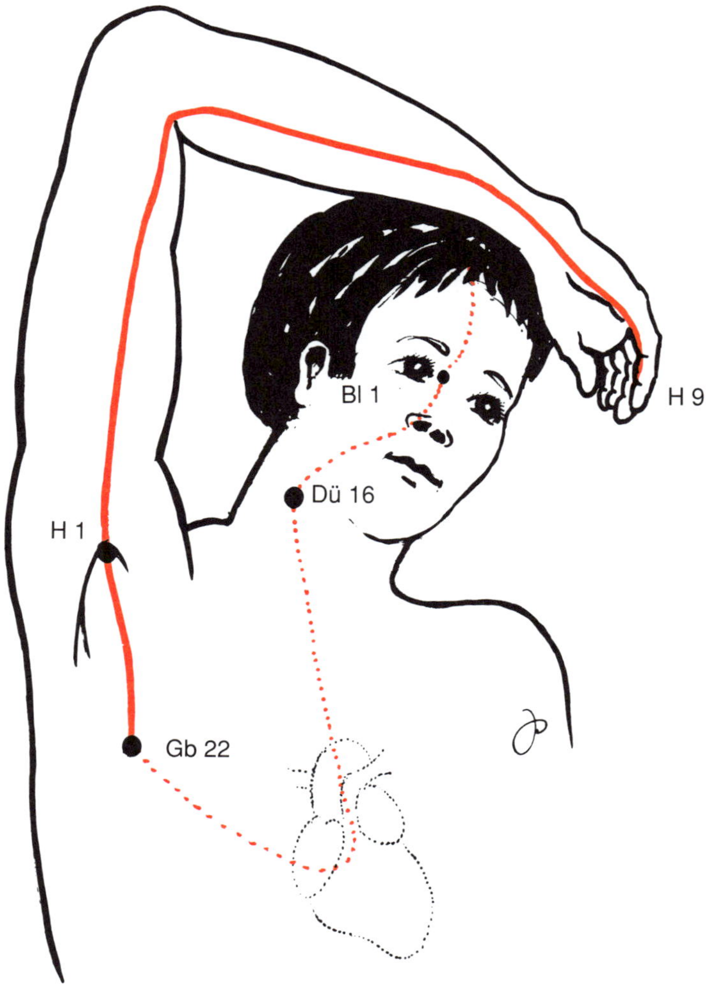

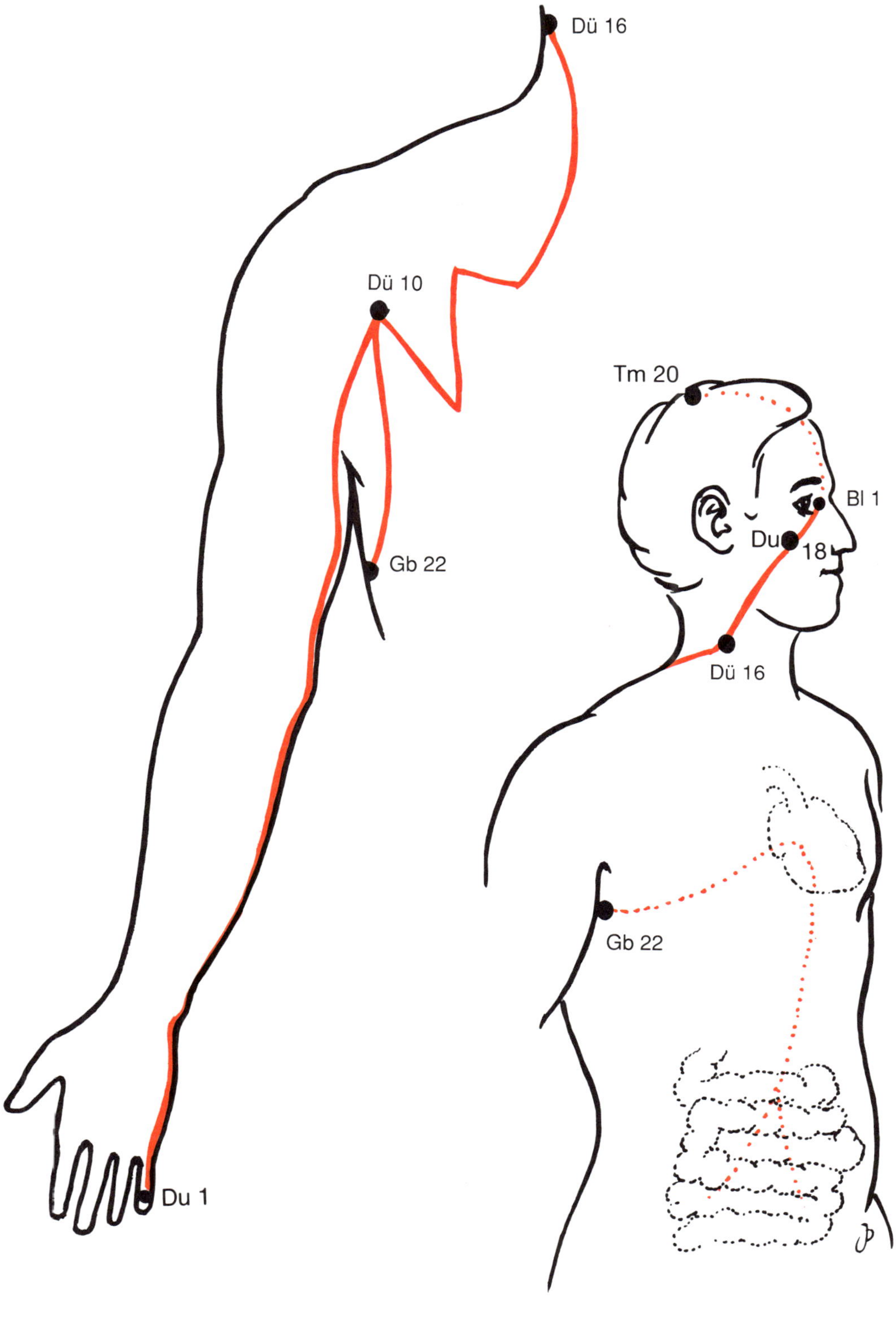
Dü 16
Dü 10
Gb 22
Du 1
Tm 20
Bl 1
Du 18
Dü 16
Gb 22

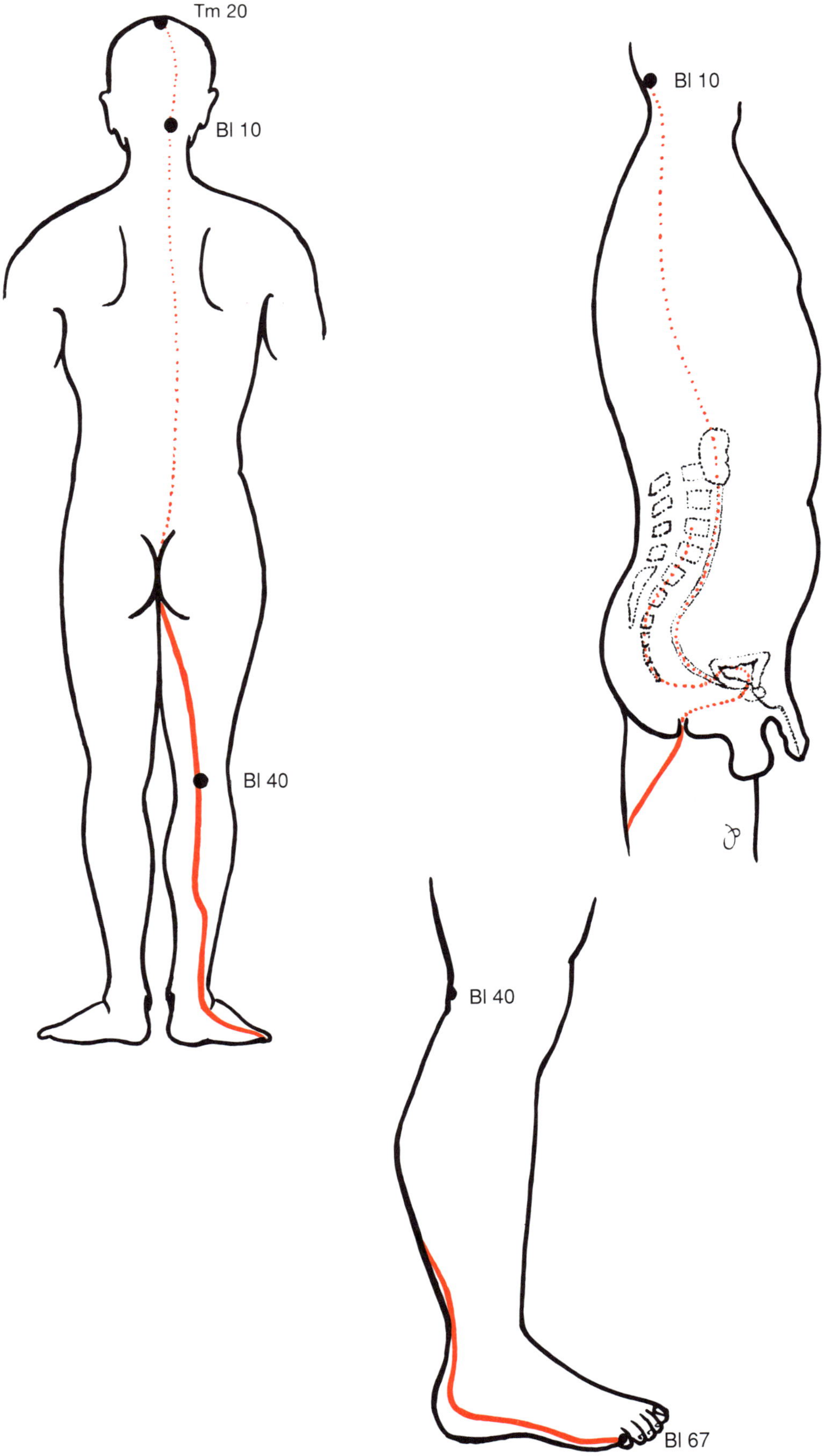
Tm 20
Bl 10
Bl 40
Bl 10
Bl 40
Bl 67

Ni – AM

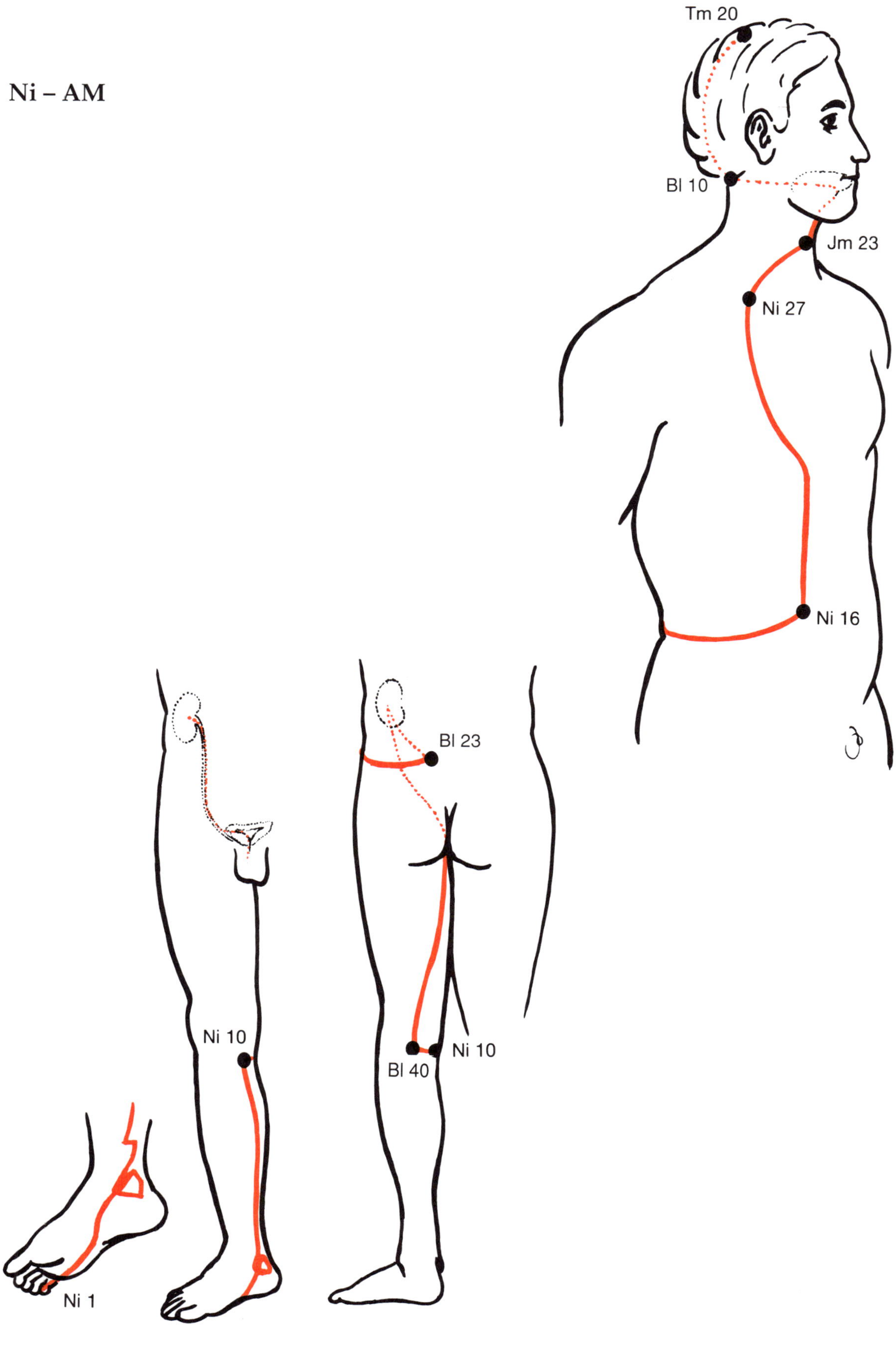

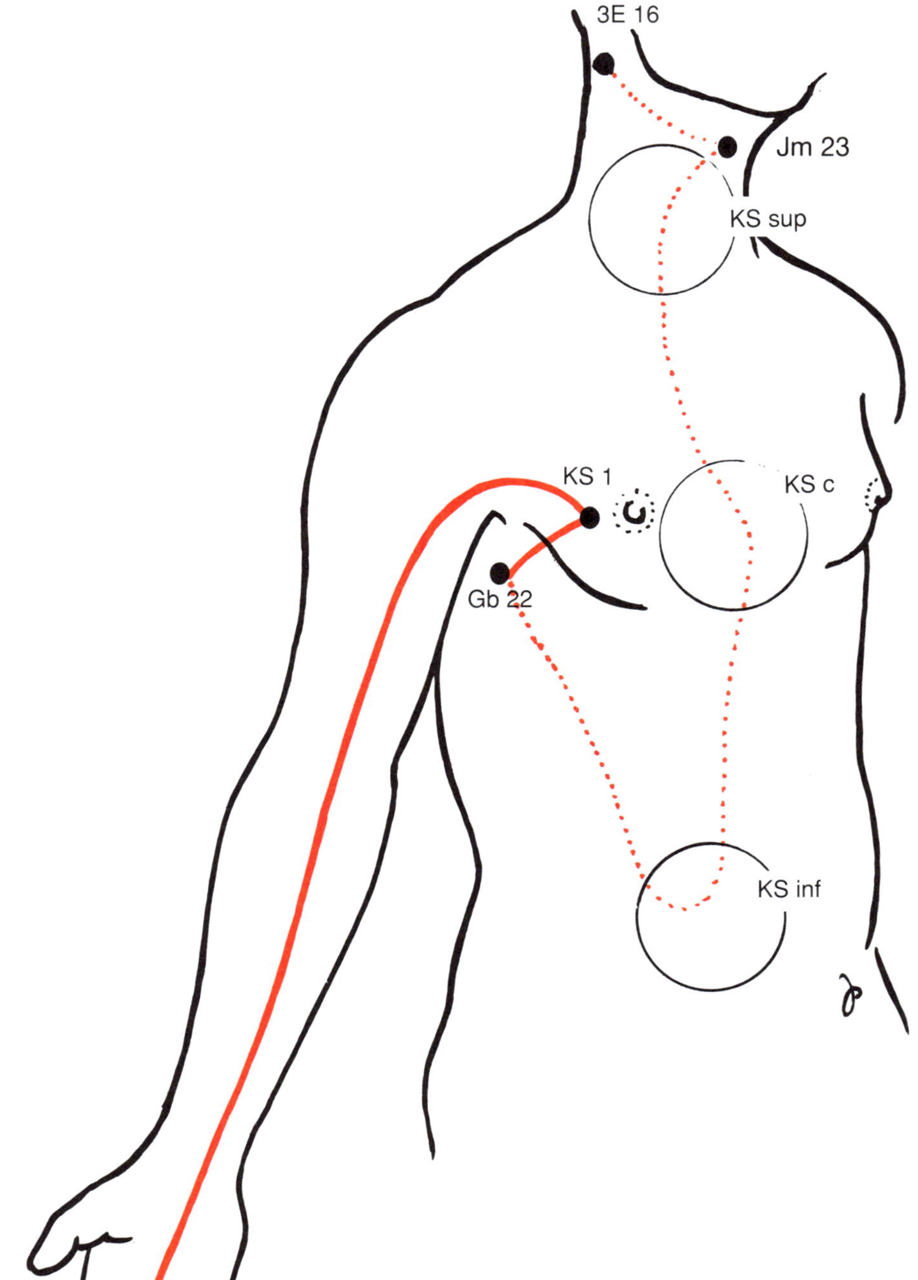
3E 16
Jm 23
KS sup
KS 1
KS c
Gb 22
KS inf
KS 9

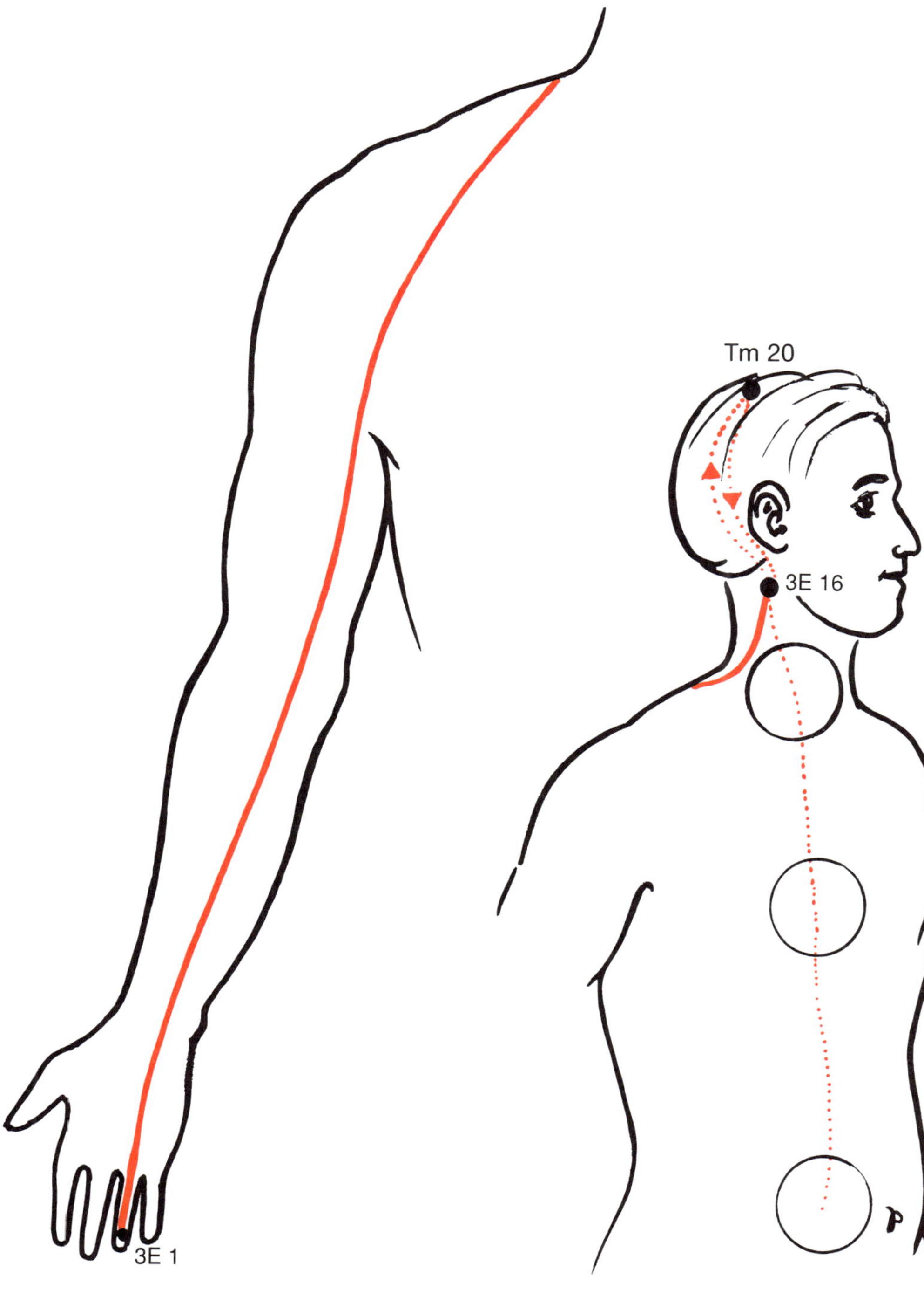
Tm 20
3E 16
3E 1

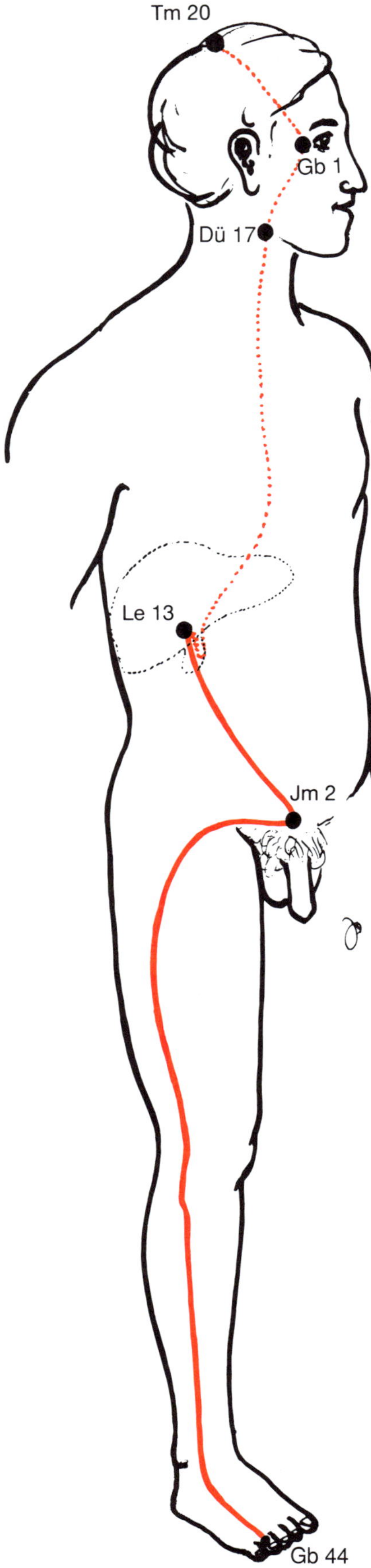
Tm 20
Gb 1
Dü 17
Le 13
Jm 2
Gb 44

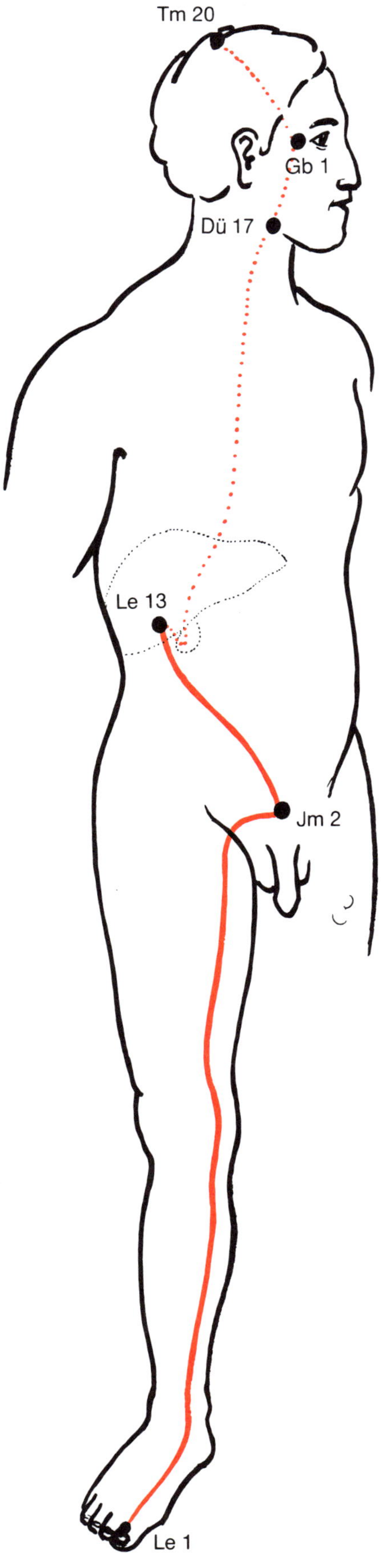
Tm 20
Gb 1
Dü 17
Le 13
Jm 2
Le 1

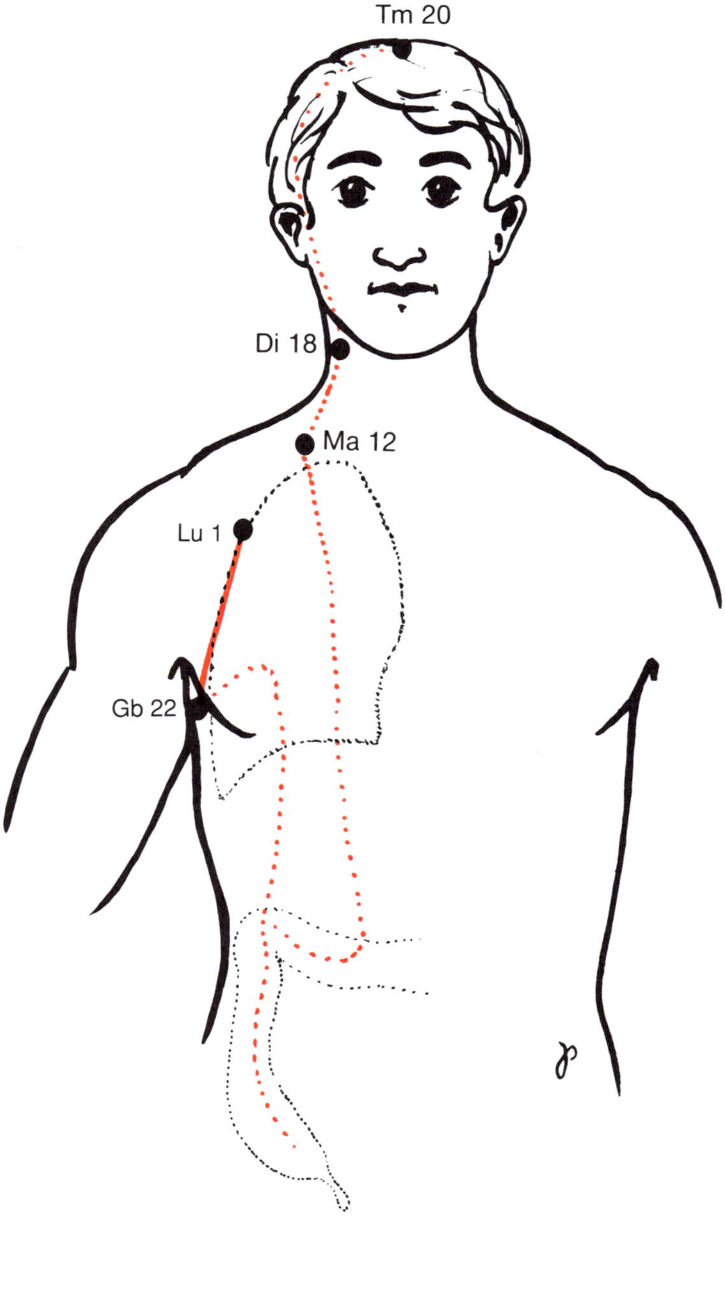
Tm 20
Di 18
Ma 12
Lu 1
Gb 22

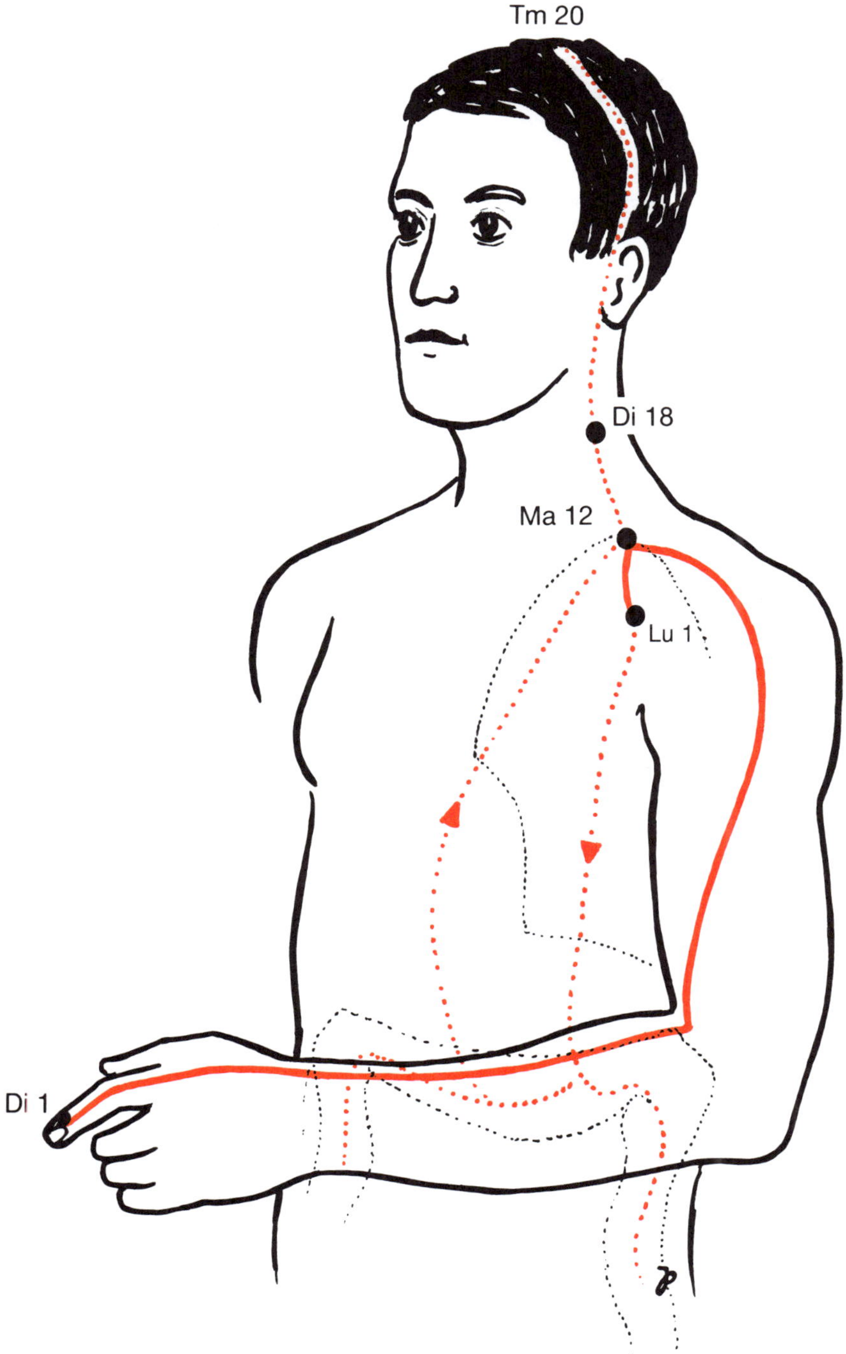
Tm 20
Di 18
Ma 12
Lu 1
Di 1

Ma – AM

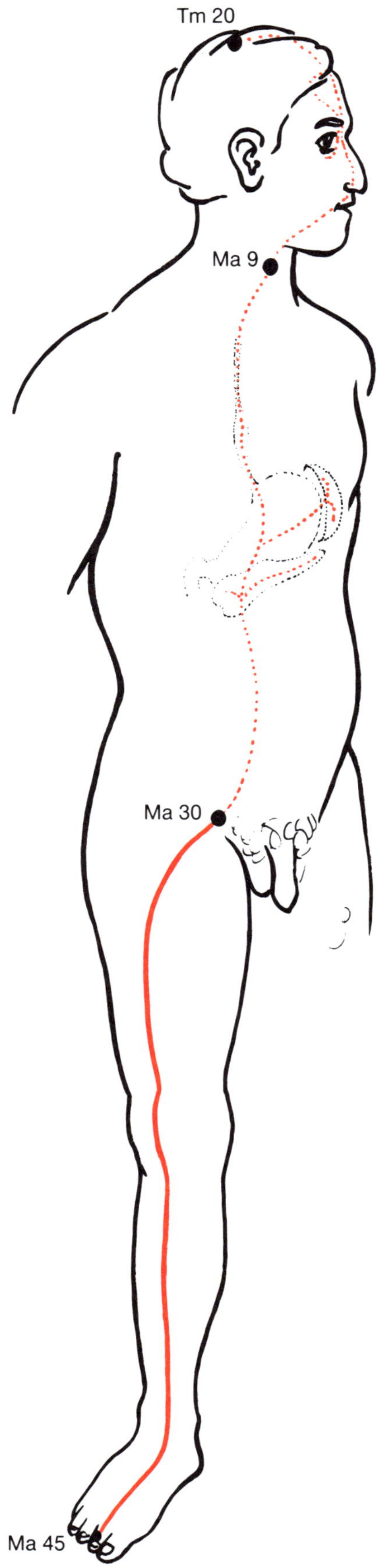

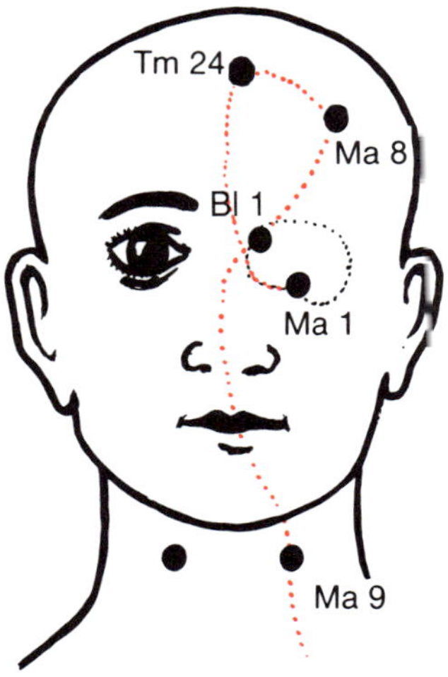

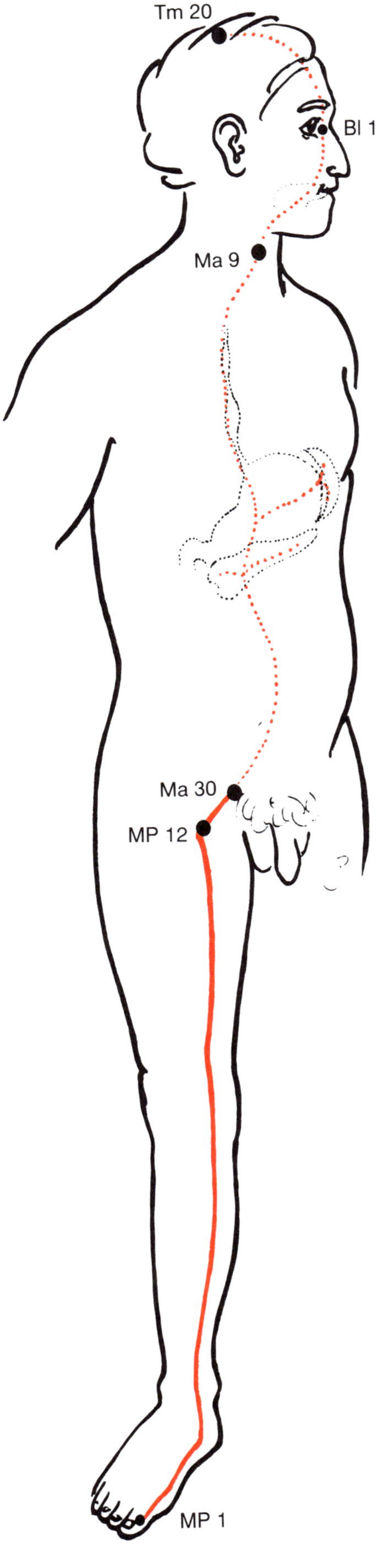
Tm 20
Bl 1
Ma 9
Ma 30
MP 12
MP 1

Wundermeridiane (WM)

WM haben einen wunderlichen Verlauf, daher ihr Name. Sie machen Gebrauch von Punkten der HM und haben mit Ausnahme von Jenn Mo und Tuo Mo keine eigenen Punkte. Sie führen ererbte Energie, die Energie, die alle anderen steuert und regelt und die deshalb wohl die Programmierungs-Regulierungs-Energie (PRE) genannt wird. PRE bekommen wir in einer festgelegten Menge von unseren Vorfahren mit. Wir gebrauchen WM dann auch allein nur für Therapien von ernsten Erkrankungen.

WM haben einen Kardinal-Punkt, das heißt, einen Punkt, womit die WM eingeschaltet, geöffnet werden können. Die Kardinal-Punkte sind bei den Abbildungen der WM vermerkt.

Durch Sedieren eines Kardinal-Punktes lassen wir die Zirkulation von PRE in einem WM zunehmen. Stechen wir daraufhin ein paar Punkte im Verlauf eines WM, dirigieren wir die PRE in eine bestimmte Richtung. Wollen wir beispielsweise mehr PRE zum Hals lenken, dann tonisieren wir erst Lu 7 und weiterhin Jm 22 und 23. Wenn wir mehr PRE zum Nacken leiten wollen, öffnen wir Tou Mo mit Dü 3 ⊕ und konzentrieren PRE im Nackengebiet mit Tou Mo 14–15–16 ⊕.

Jenn Mo (Jm) und Tou Mo (Tm) haben ein paar Sekundär-Meridiane. Wie wir diese gebrauchen müssen, steht in den verschiedenen Handbüchern. Da findet man auch die Indikationen der individuellen WM. Wie die WM bei der Schmerztherapie zu gebrauchen sind, findet man in dem diesbetreffenden Kapitel.

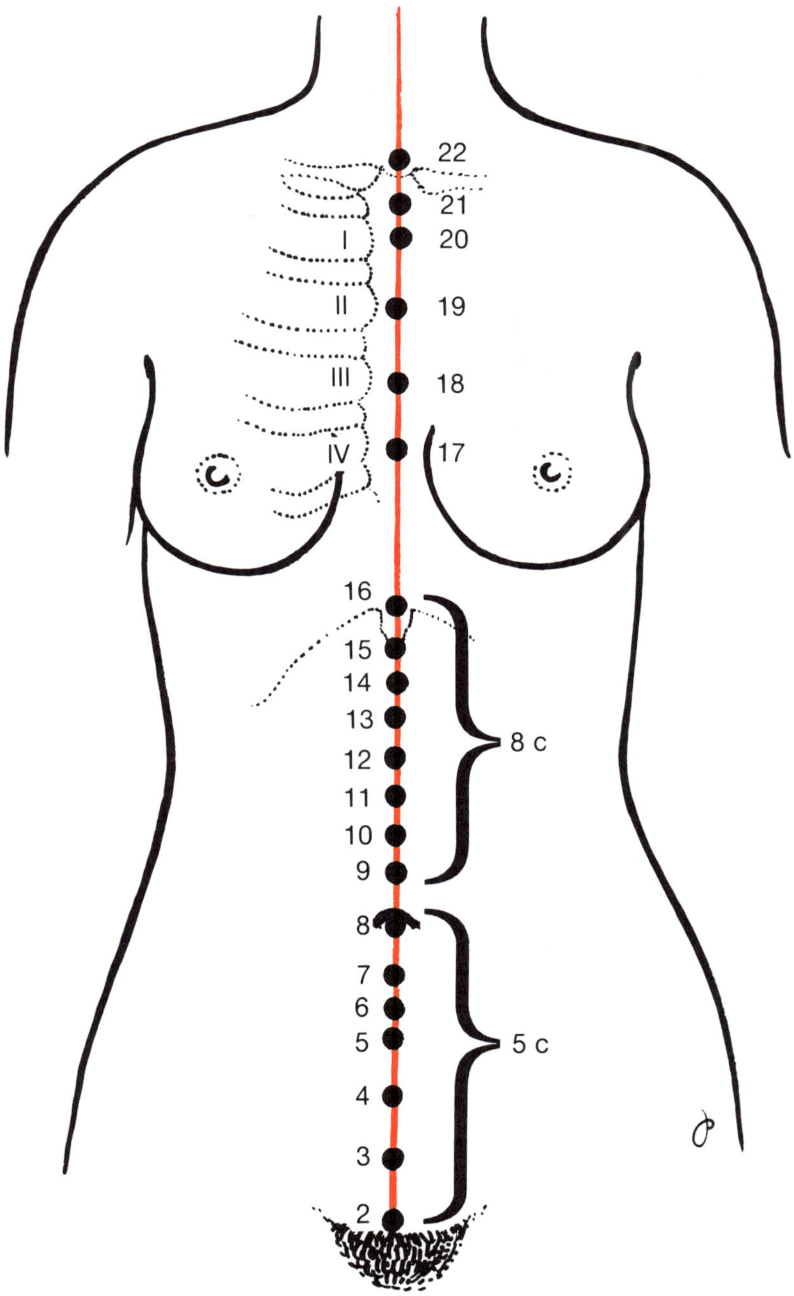
22
21
20
19
18
17
16
15
14
13
12
11
10
9
8
7
6
5
4
3
2
I
II
III
IV
8 c
5 c

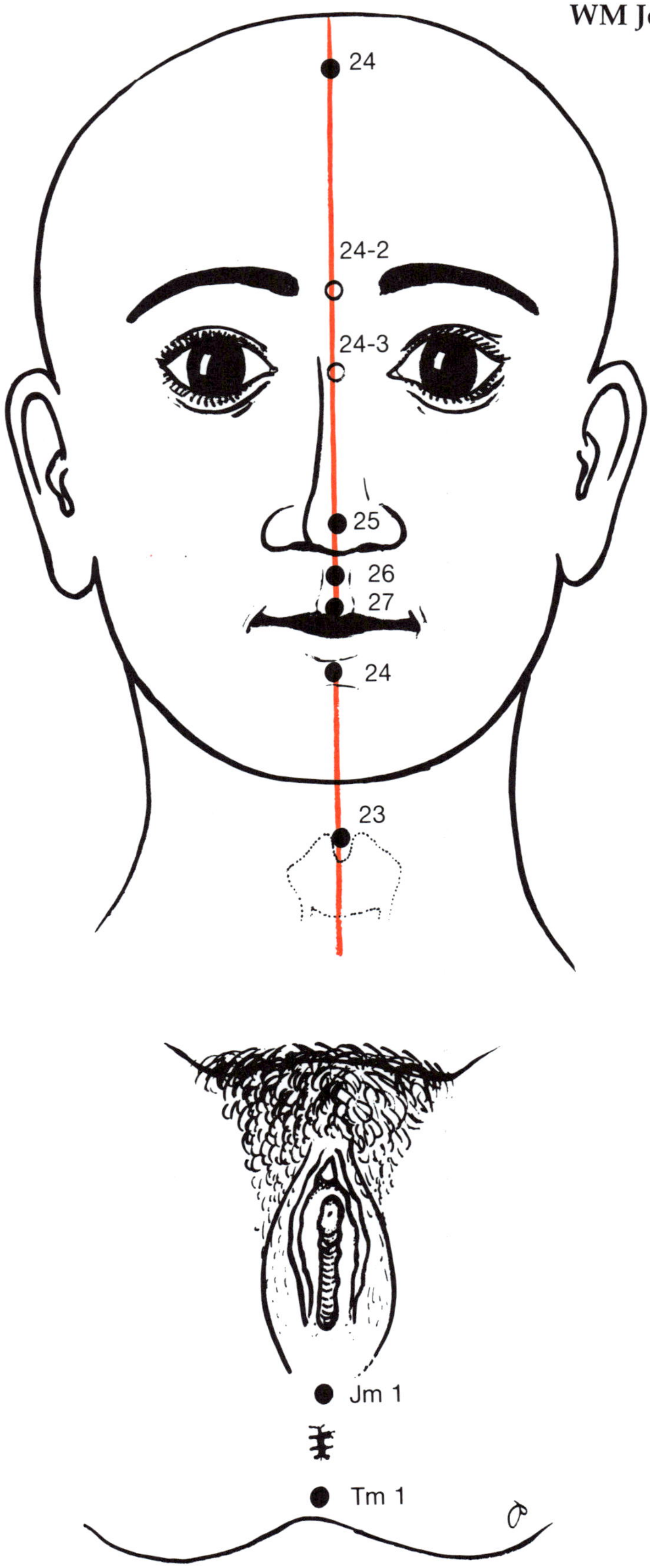
24
24-2
24-3
25
26
27
24
23
Jm 1
Tm 1

Verlauf Jenn Mo (innerlich)

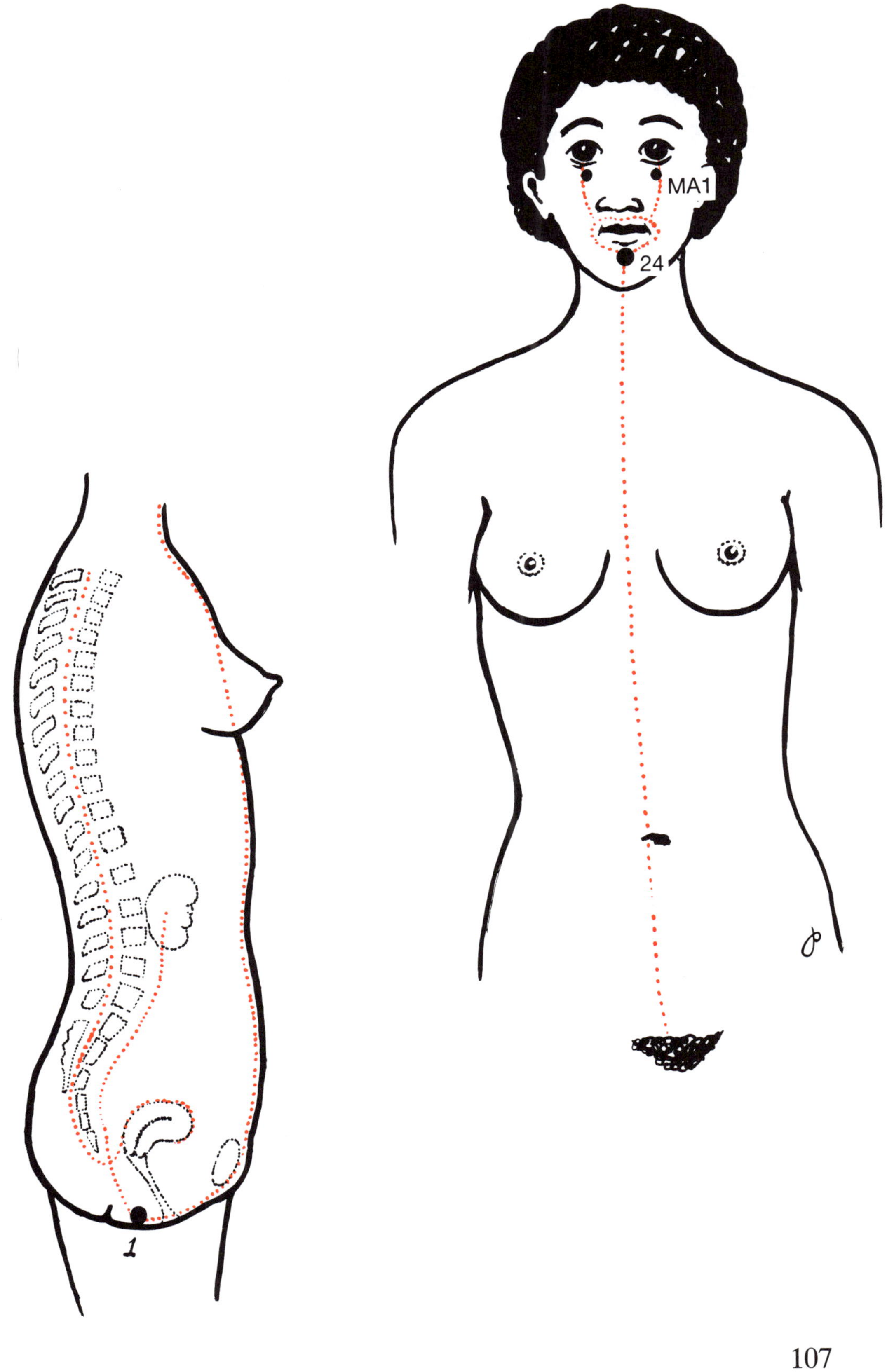

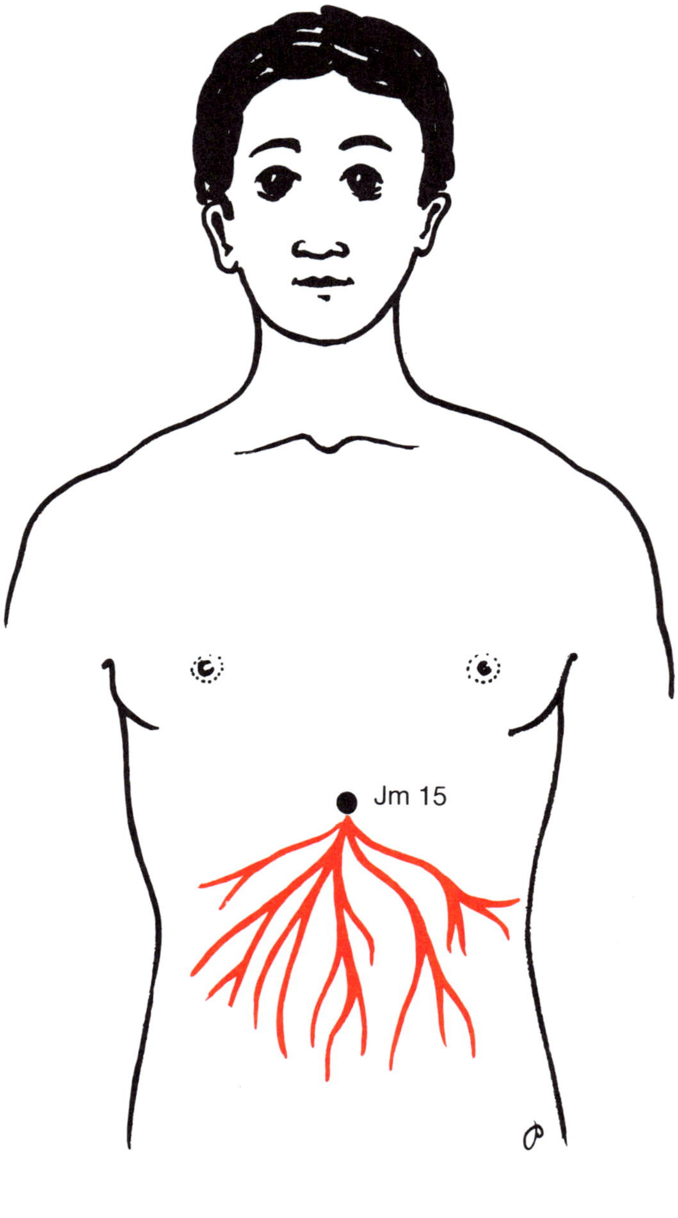
Jm 15

WM Jenn Mo. Card. Pt. Dü 3

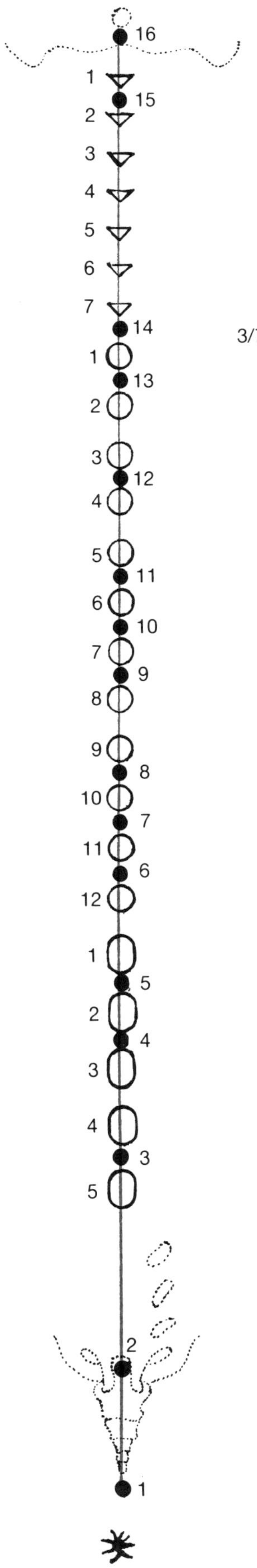

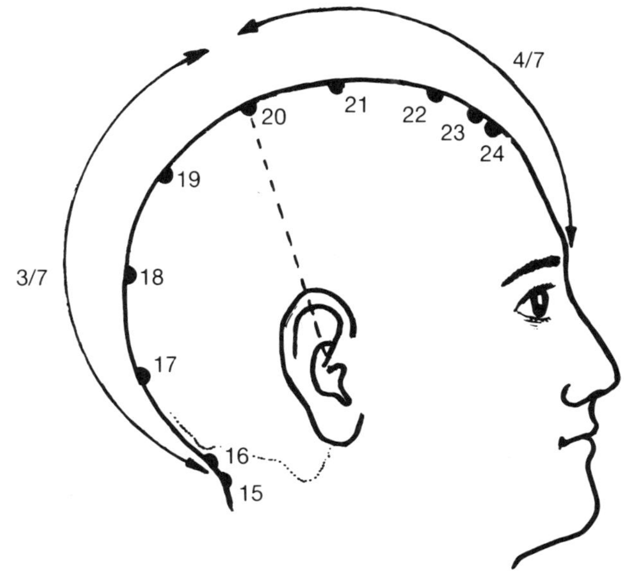

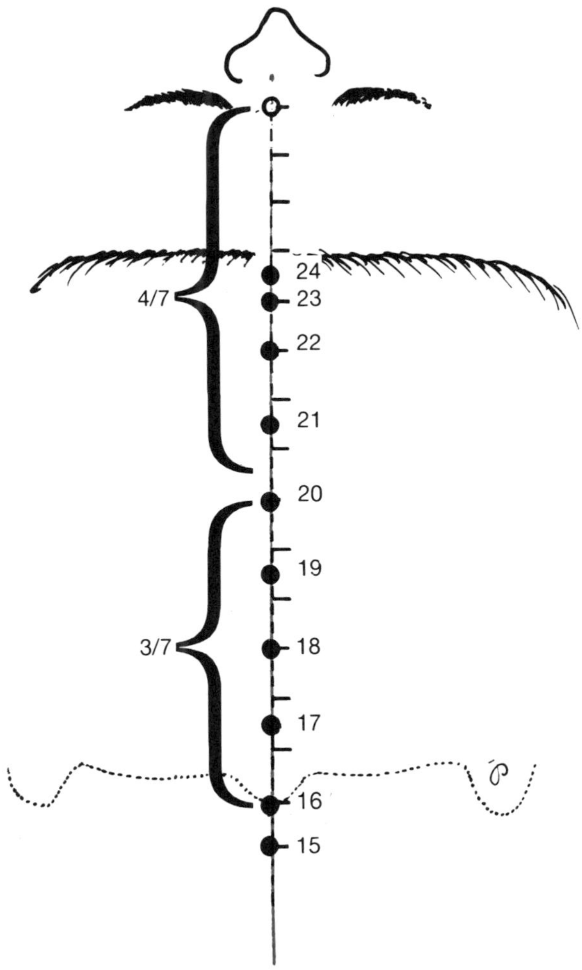

Dorsale secundaire von Tou Mo (Tmm)

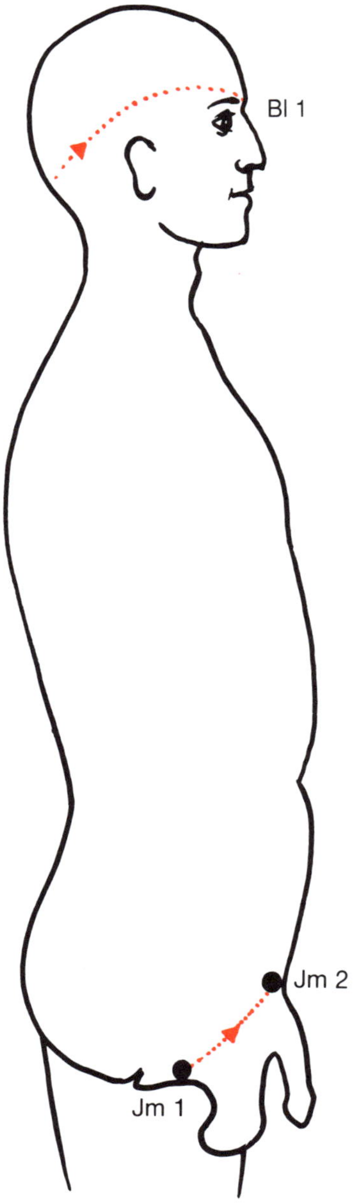

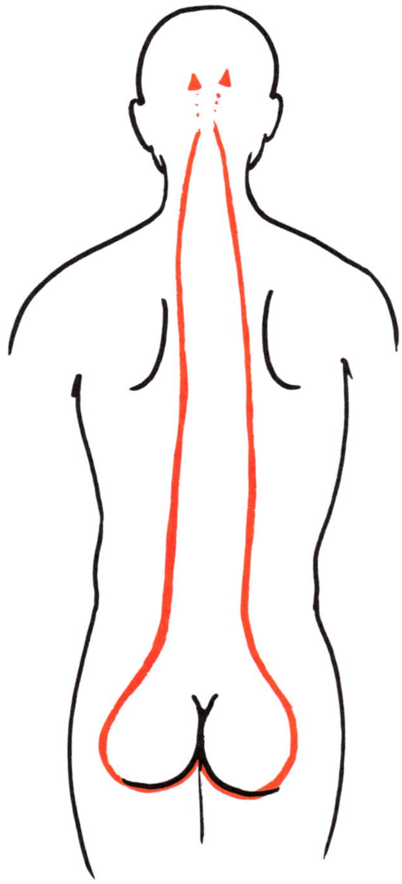

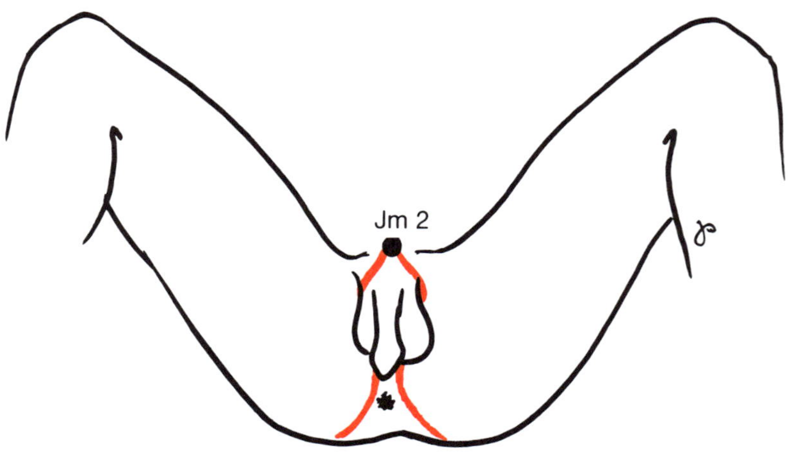

Luo-vat von Tou Mo (LLM)

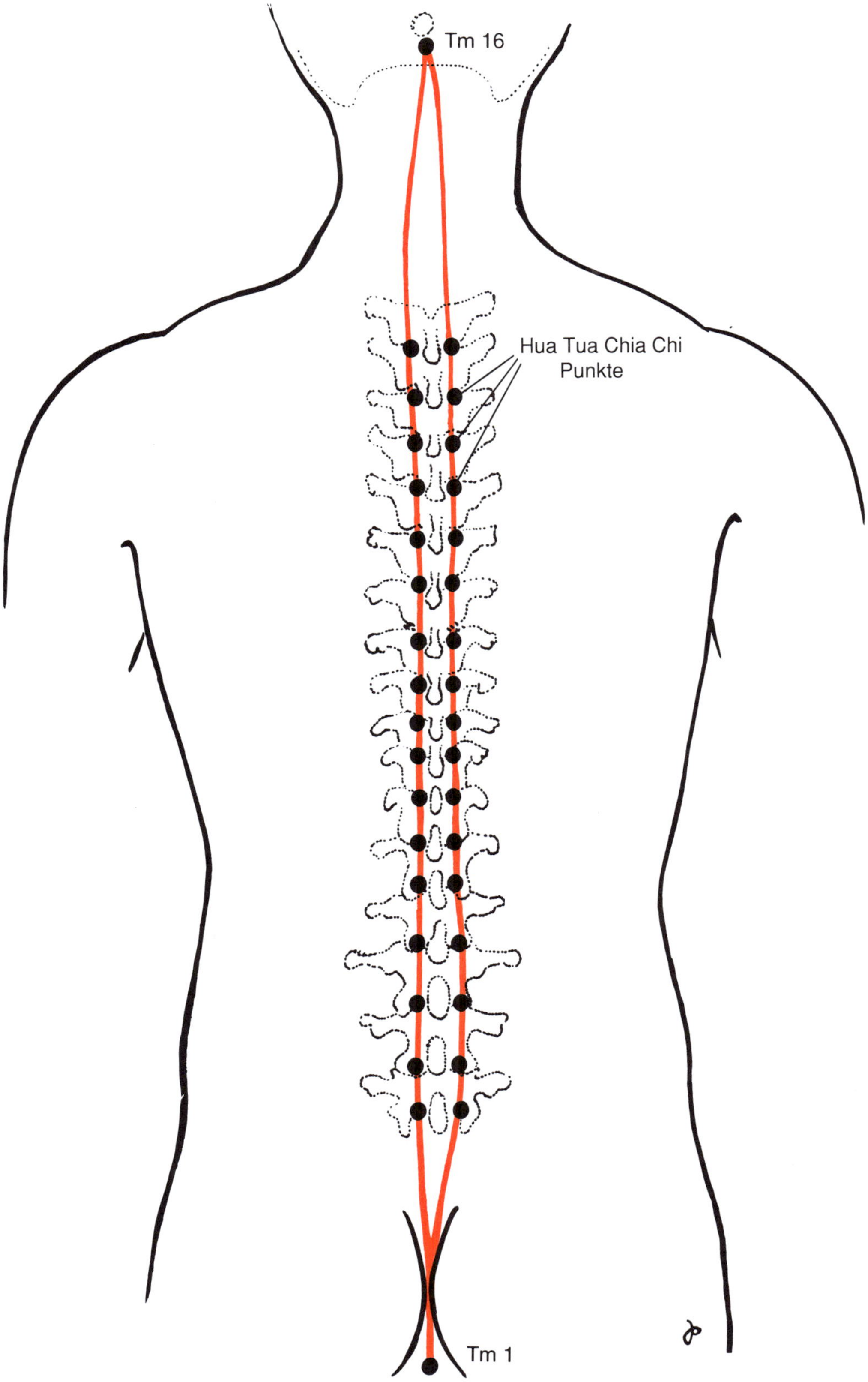

Tou Mo. Abdominale secundaire Gefäß

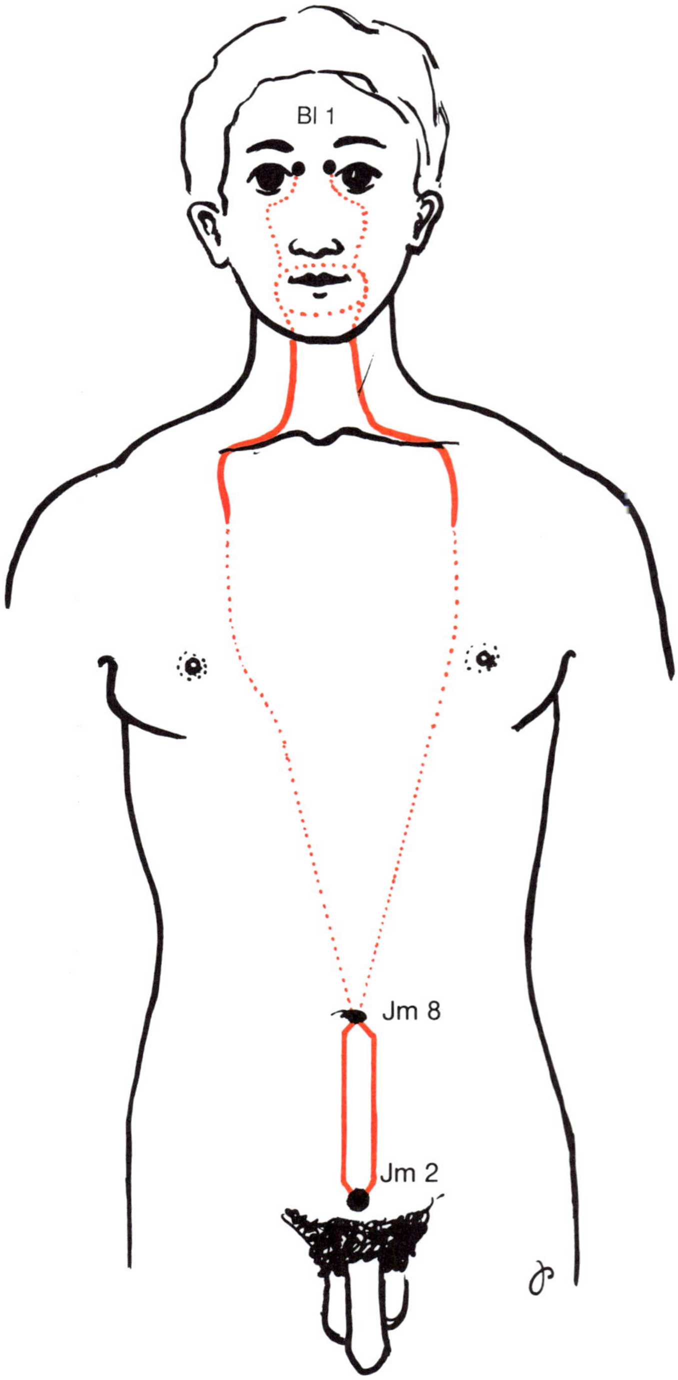

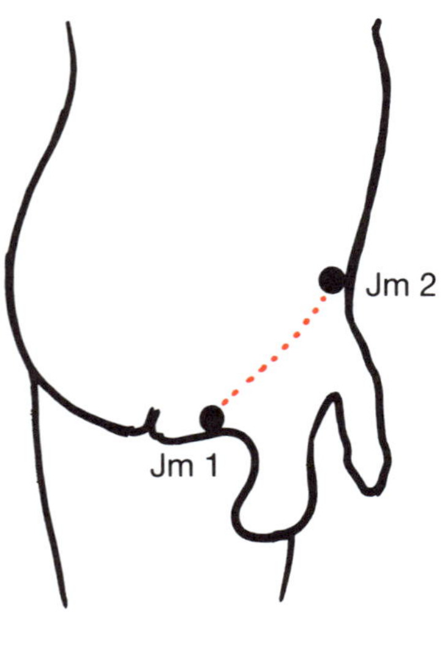

Carvico-scapulaire Gefäß von Tou Mo

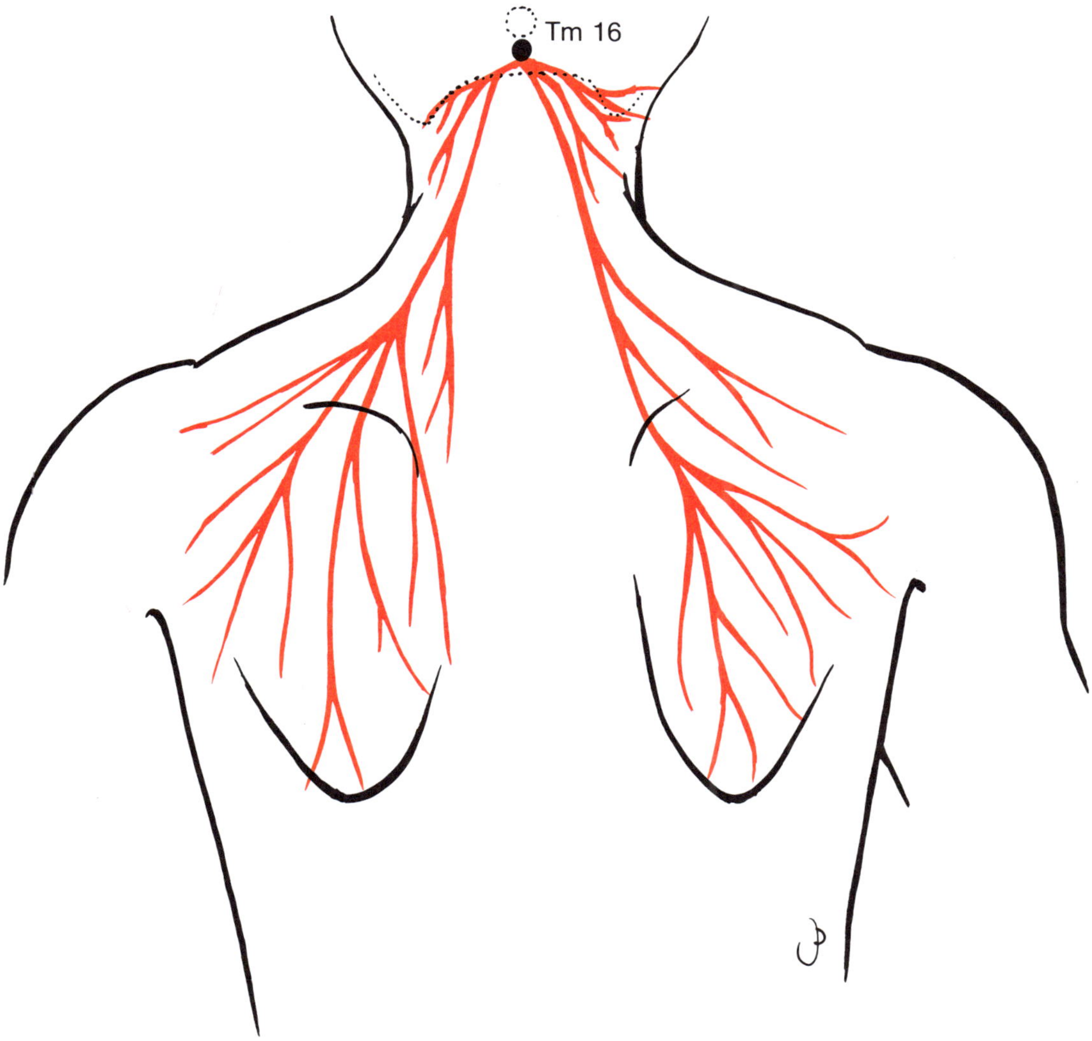

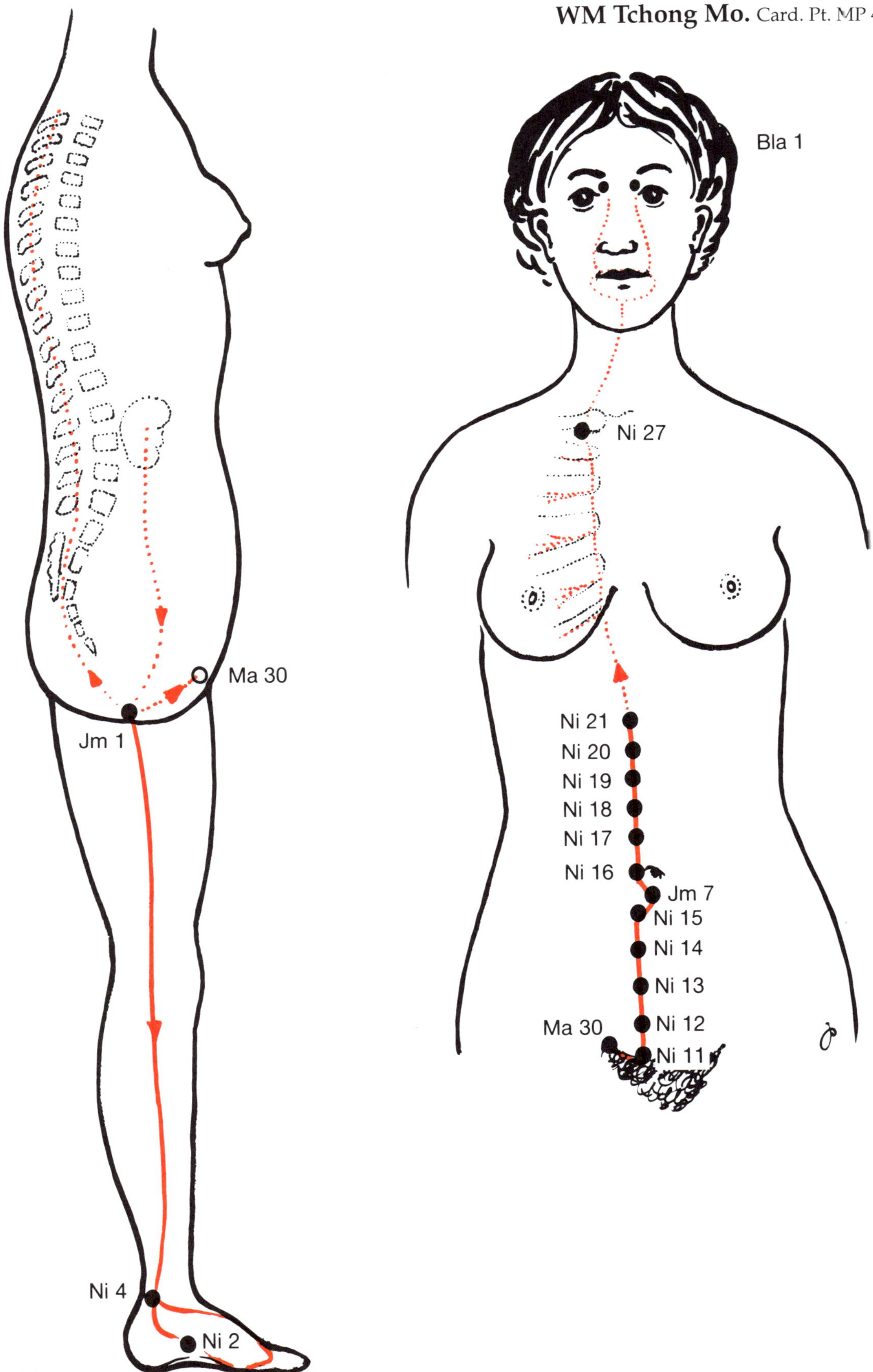
Bla 1
Ni 27
Ma 30
Jm 1
Ni 21
Ni 20
Ni 19
Ni 18
Ni 17
Ni 16
Jm 7
Ni 15
Ni 14
Ni 13
Ni 12
Ma 30
Ni 11
Ni 4
Ni 2

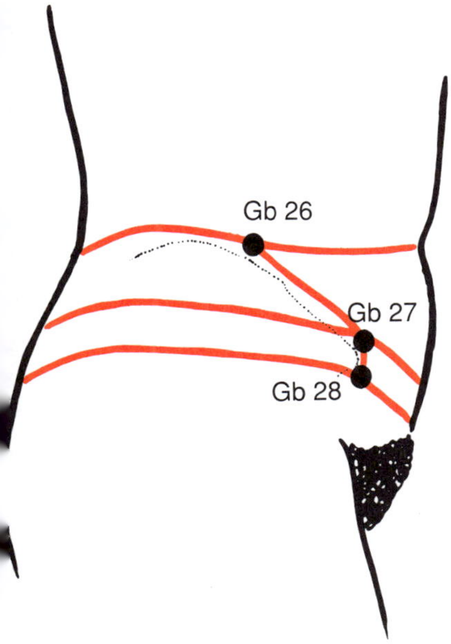
Gb 26
Gb 27
Gb 28

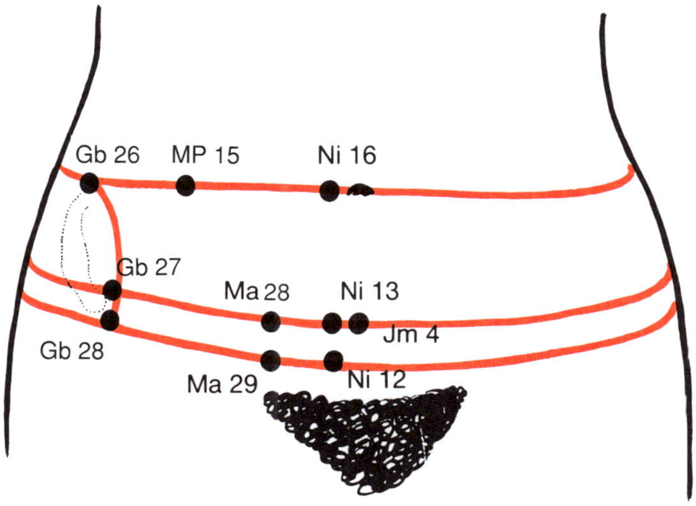
Gb 26
MP 15
Ni 16
Gb 27
Ma 28
Ni 13
Jm 4
Gb 28
Ma 29
Ni 12

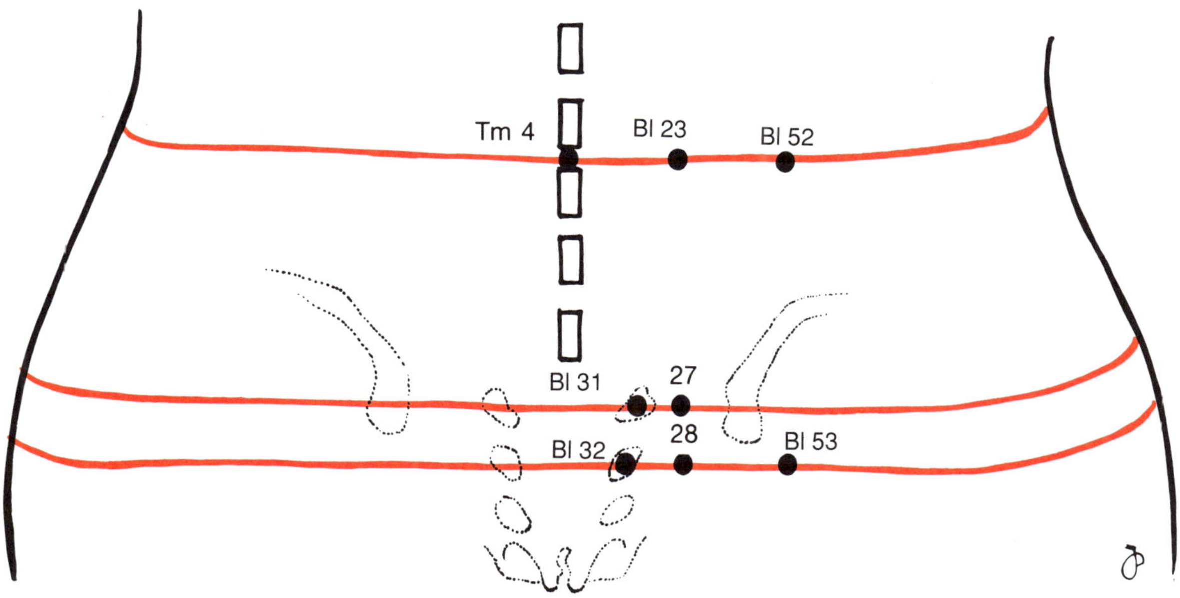
Tm 4
Bl 23
Bl 52
Bl 31
27
28
Bl 32
Bl 53

WM Yin Keo Card. Pt. Ni 6

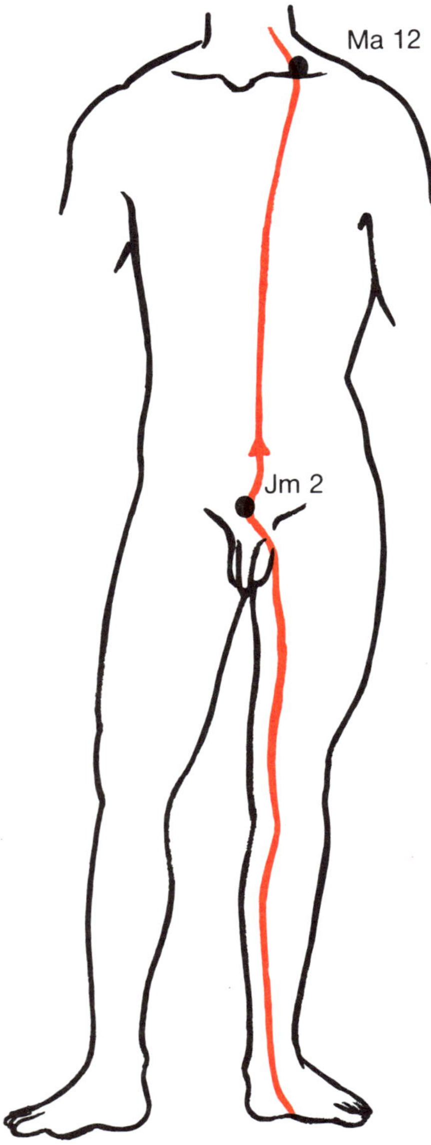

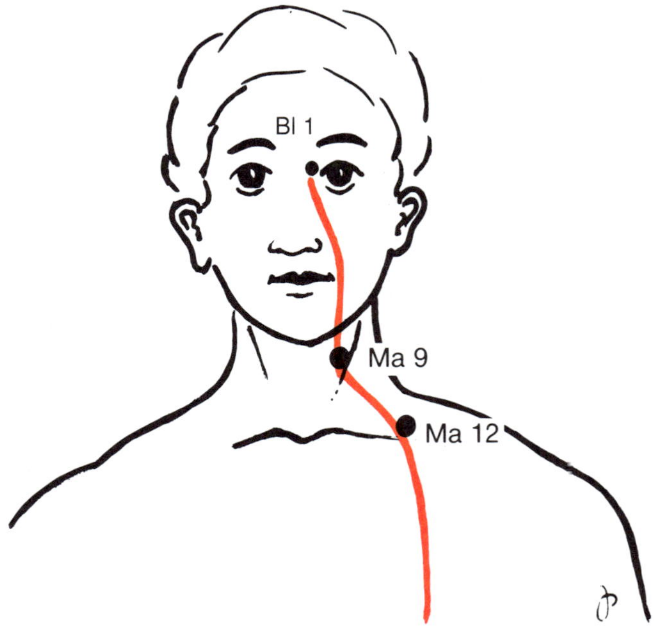

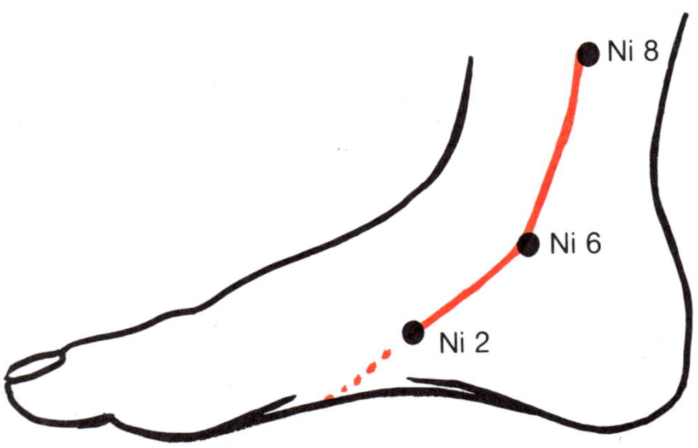

WM Yang Keo Card. Pt. Bl 62

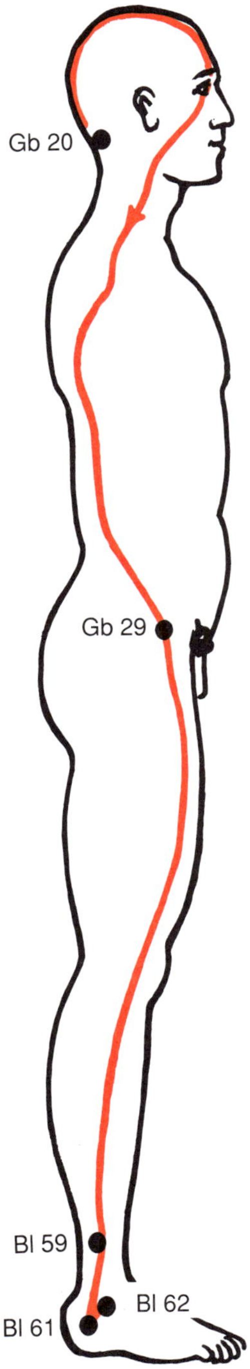

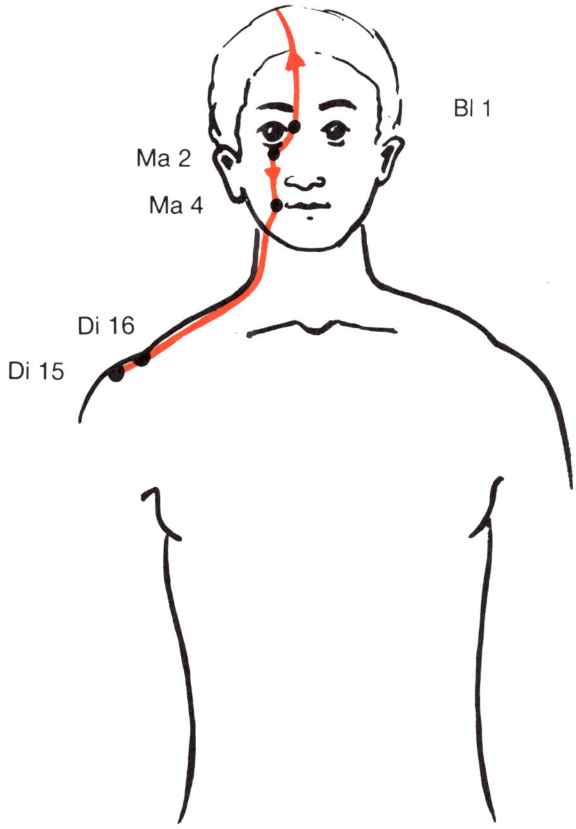

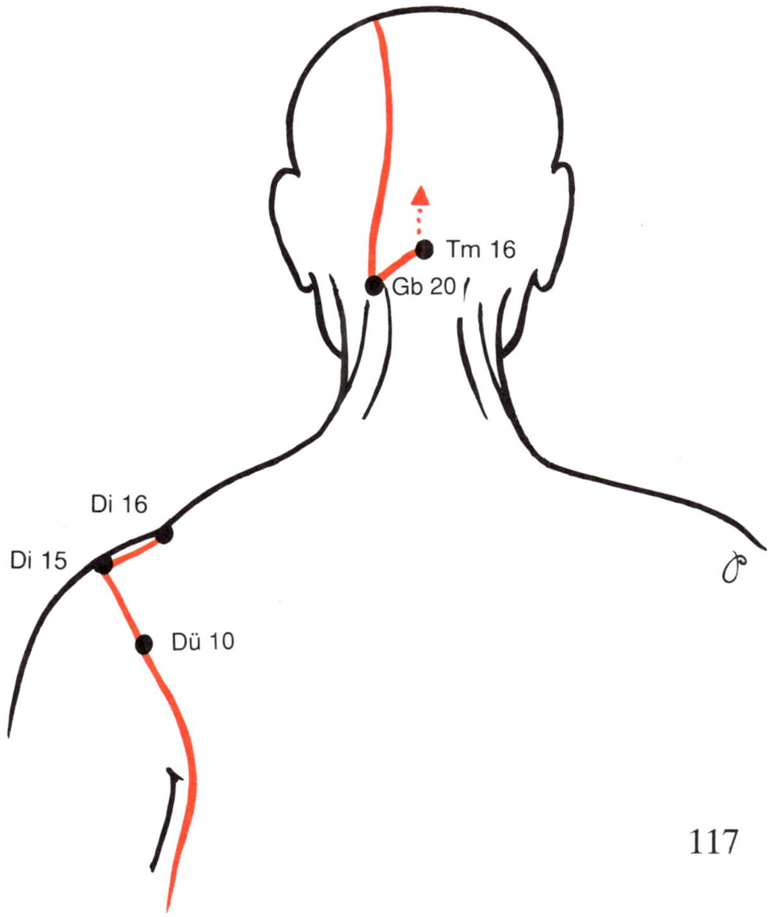

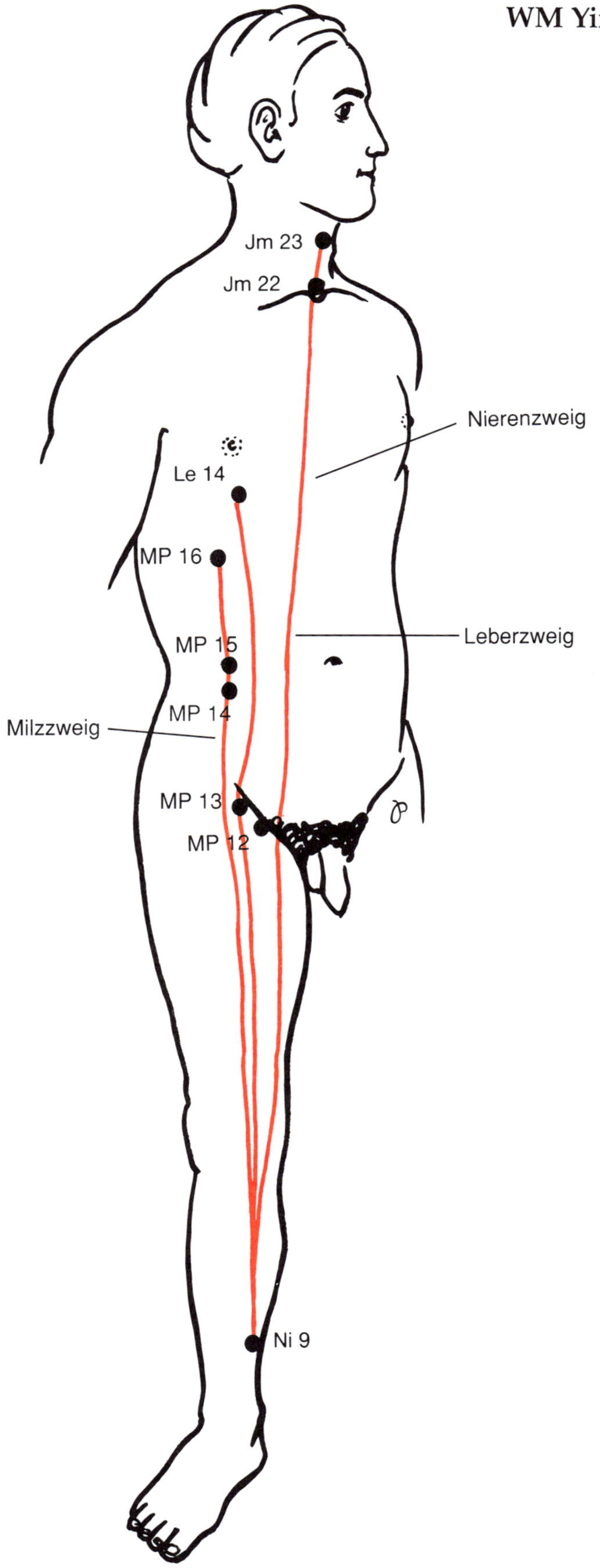
Jm 23
Jm 22
Nierenzweig
Le 14
MP 16
Leberzweig
MP 15
MP 14
Milzzweig
MP 13
MP 12
Ni 9

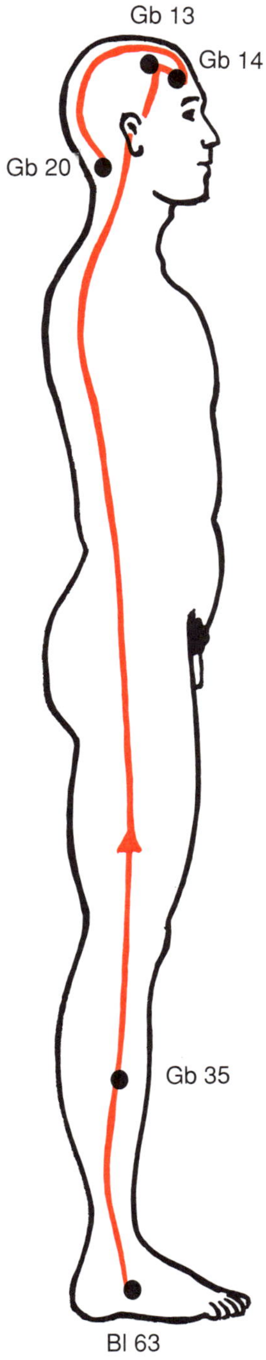
Gb 13
Gb 14
Gb 20
Gb 35
Bl 63

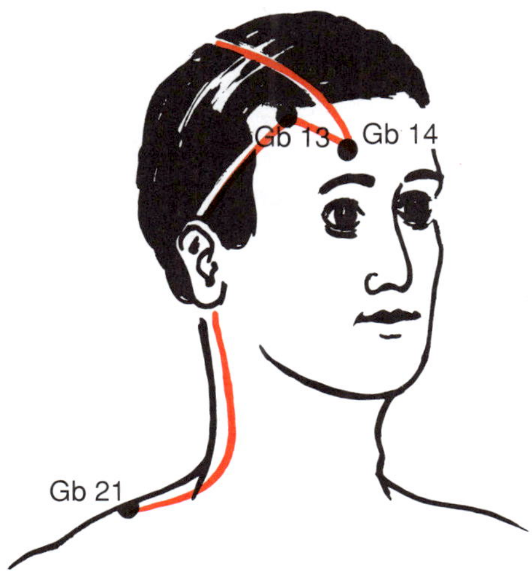
Gb 13
Gb 14
Gb 21

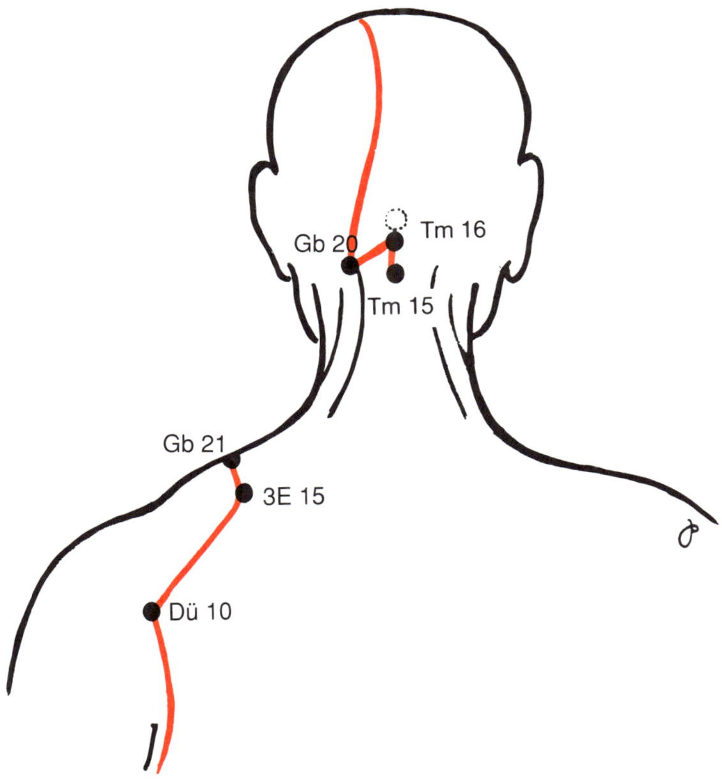
Tm 16
Gb 20
Tm 15
Gb 21
3E 15
Dü 10

Große Meridiane (GM)

GM bestehen aus Verbindungen von HM, die mittels Knotenpunkte miteinander verbunden sind. Die GM haben folgende Namen:

Tae Yang	besteht aus der Verbindung Dü – Bl,	Knotenpunkt Bl 1
Chao Yang	besteht aus der Verbindung 3E – Gb,	Knotenpunkt 3E 21
Yang Ming	besteht aus der Verbindung Di – Ma,	Knotenpunkt Ma 1
Tae Yin	besteht aus der Verbindung Lu – MP,	Knotenpunkt Jm 12
Tsiué	besteht aus der Verbindung KS – Le,	Knotenpunkt Jm 18
Chao Yin	besteht aus der Verbindung He – Ni,	Knotenpunkt Jm 23

Die GM beschützen das Energiesystem gegen Einflüsse von außen und sorgen für eine gute Verteilung der Energie zwischen Oberfläche und Tiefe und zwischen Ober- und Unterkörper. GM können sich nach innen und nach außen öffnen und können verschiedene Mengen an Energie (und sekundär dazu eine verschiedene Menge Blut) enthalten:

Tae Yang	öffnet nach außen, enthält mehr Blut als Energie.
Chao Yang	öffnet nach außen u. nach innen, enthält mehr Energie als Blut.
Yang Ming	öffnet nach innen, enthält viel Energie und Blut.
Tae Yin	öffnet nach außen, enthält mehr Energie als Blut.
Tsiué Yin	öffnet nach innen, enthält mehr Blut als Energie.
Chao Yin	öffnet nach innen, enthält mehr Energie als Blut.

(siehe Zeichnung auf Seite 121)

Im Schema:

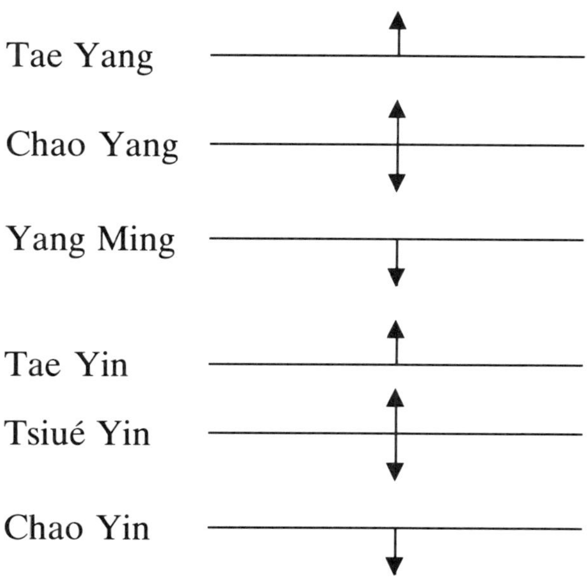

GM werden durch Klimafaktoren wie Wind, Kälte, Hitze beeinflußt, den sogenannten exogenen Klimafaktoren, die erst oberflächlichst gelegene Meridiane ergreifen: die TMM und LLM und dann erst die GM. Da wirken auch exogene Energien auf die GM ein. Diese Energien, exogene modulierende Energien (EME genannt) greifen bei den Ting-Punkten der Zehen an und induzieren eine Energiebewegung in einem GM. Sie dynamisieren auf diese Weise die GM und sorgen dafür, daß das Meridiansystem am Zirkulieren bleibt. Verwirrend ist, daß die EME die selben Namen wie die GM tragen. Die EME werden von neuem dynamisiert durch eine Art energetische Katalysatoren: den 12 irdischen Ästen, auch gut als die 12 exogenen zyklischen Determinanten bezeichnet. Wenn eine EME an einem GM angreift, entsteht also eine Energiebewegung. So eine Energiebewegung wird als ein innerliches Klima bezeichnet, innerliches Klima deshalb, weil die Bewegung den Charakter einer Windböe oder einer intensiven Erhitzung haben kann.

* EME Chao Ying dringt nach innen über den Ting-Punkt Ni 1. Es entsteht dann eine innerlich-klimatische Hitze, das heißt, es entsteht eine intensive, langanhaltende Beschleunigung der Energiezirkulation, die sich via Ni-HM fortbewegt zum Knotenpunkt Jm 23, sich von dort fortsetzt zum Herz-HM und letztendlich die Feuerloge erreicht und dynamisiert.

* EME Tsiué Yin dringt über Ting-Punkt Le 1 nach innen. Das läßt den innerlich-klimatischen Wind entstehen, damit will ich sagen, eine intermittierende Beschleunigung, so wie bei Windböen. Dieses innerliche Klima bewegt sich durch den Leber-HM fort zum Knotenpunkt Jm 18, von dort zum KS–HM über TLM zum 3E–HM, via Knotenpunkt 3E 21 zum Galleblasen–HM; über den Le- und Gb–HM erreicht der innerklimatische Wind die Holzloge.

* EME Tae Yin dringt über den Ting-Punkt MP 1 nach innen, veranlaßt daß innerliche Klima zu Feuchtigkeit, das heißt, zu einer infiltrierenden, diffundierenden Tendenz, die sich über den Knotenpunkt Jm 12 zum Lunge–HM ausbreitet, über TLM zum Di–HM, via Knotenpunkt Ma 1 zum Ma–HM. Von dem MP– und Ma–HM aus beeinflußt dies innere Klima die Erdloge.
* EME Yang Ming greift über Ting-Punkt Ma 45 an, gibt dem innerlichen Klima Trockenheit, das heißt es entstehen plötzliche, intermittierende Verzögerungen der Energiezirkulation. Das innere Klima setzt sich fort über Knotenpunkt Ma 1, zu Di–HM, über TLM zum Lu–HM und von Di– und Lu–HM zur Metalloge.
* EME Chao Yang dringt über den Ting-Punkt Gb 44 nach innen, läßt im innerlichen Klima Wärme entstehen, d. h. er induziert eine kurzfristige, mäßige Beschleunigung der Energiezirkulation. Das innerliche Klima setzt sich fort über Knotenpunkt 3E 21, zum 3E–HM, über den TLM zum KS–HM und von dort zur Feuerloge.
* EME Tae Yang dringt über Bl 67 nach innen, veranlaßt das innere Klima zu Kälte, d. h. zu einer langanhaltenden, intensiven Verzögerung der Energiezirkulation. Das innere Klima verbreitet sich durch den Bl–HM, via Knotenpunkt Bl 1 zum Dü–HM, über TLM zum He–HM, via Knotenpunkt Jm 23 zum Ni–HM und erreicht von Blase– und Nieren–HM aus die Wasserloge.

Die EME beeinflussen die GM in einer festliegenden Reihenfolge. Es ist möglich, mit Hilfe eines Kalenders auszurechnen, welche EME in welcher Periode des Jahres aktiv sind.
Die zyklischen Angriffe der EME machen es auch begreiflich, warum manche Menschen periodisch von bestimmten Beschwerden mehr Ärger haben.
Wenn ein Patient arg empfindlich auf ein innerliches Klima reagiert, z. B. auf Kälte, dann können wir das Eindringen von EME Tae Yang abbremsen durch Stechen von Bl 67 und Bl 1, tonisierend, nach unten.
Bei Beschwerden infolge Anhäufung von Feuchtigkeit, können MP 1 ⊕ und Jm 12 ⊕ nach unten gestochen werden.

GM haben eine Funktion als Barriere bezüglich den exogenen Klimafaktoren, aber sie sorgen auch für eine gute Verteilung der Energie zwischen Unter- und Oberkörper.
Die Barrierefunktion wird mit dem Begriff Energieniveau bezeichnet, die Verteilerfunktion Unten-Oben mit dem Begriff Energieachsen.
Wenn ein exogenes Klima das Energieniveau durchdringt, gibt das spezifische Symptome, die in den verschiedenen Handbüchern nachzuschlagen sind.
Wenn die Energieachsen gestört sind, ergibt das Völlesymptome im Oberkörper und Leeresymptome im Unterkörper, mit roten Flecken am Hals, und

einem roten Kopf, pochende Kopfschmerzen, Herzklopfen und kalte, schwere Beine, mit schlechter Blutzirkulation, Varizen, Ödemen.
Man spricht dann von einer Akkumulation nach Yang oben und von Yin unten. Das Yang oben muß abgekühlt werden und nach unten dirigiert werden, das Yin unten muß erwärmt und nach oben bewegt werden.
Indem man die Blockaden derjenigen Yang–HM beseitigt, die vom Kopf zu den Füßen laufen, –Bl – Gb – Ma –, wird das Nach-unten-Strömen der Yang-Energie erleichtert. Auf dieselbe Art fördert ein Beseitigen der Blockaden der He – KS – Lu – HM ein Aufsteigen von Yin-Energie. Deblockieren erfolgt mit Hilfe der Tsri-Punkte. Die Therapie sieht dann folgendermaßen aus:

Kälte-(Wasser-)Punkte Dü – 3E – Di ⊕
Tsri-Punkte Bl – Gb – Ma ⊕
Wärme-(Feuer-)Punkte Ni – Le – MP ⊕
Tsri-Punkte He – KS – Lu ⊕

Man muß natürlich nicht alle GM gleichzeitig gebrauchen. Eine Kombination von z. B. Tae Yang (Dü – Bl) und Chao Yin (He – Ni) kann ausreichen.

Betrachten wir die GM in ihrer Energieniveaufunktion, so können wir therapeutisch Gebrauch machen von ihrer Tendenz, sich von dem Niveau nach außen oder nach innen zu öffnen. Verzögern wir die Energiezirkulation in einem Niveau, dann öffnet dieses sich leichter. Wird z. B. die Zirkulationsgeschwindigkeit in Tae Yang verlangsamt, dann werden sich Blut und Energie leichter zur Oberfläche begeben. Wird die Zirkulation in Yang Ming verlangsamt, dann verlagern sich Blut und Energie mehr nach innen. Das Austreten von Energie kann unterstützt werden mit Hilfe der Ausleitungspunkte. Auf den Yang-Hauptmeridianen sind das die Ro-Punkte, bei den Yin–HM die King-Punkte. Sedieren dieser Punkte fördert die Ausscheidung, d. h. das Austreten von Energie.

Will man fördern, daß mehr Energie und Blut zur Oberfläche geht, dann können Tae Yang und Tae Yin eingeschaltet werden:
Kälte-(Wasser-)Punkte von Dü – Bl: Dü 2 ⊕, Bl 66 ⊕
Ro-(Ausscheidungs-)Punkte von Dü – Bl: Dü 8 ⊖, Bl 40 ⊖
Kältepunkte von Lu – MP: Lu 5 ⊕, MP 9 ⊕
King-Punkte von Lu – MP: Lu 8 ⊖, MP 5 ⊖

Diese Kombination ist zu gebrauchen bei trockenen, schuppenden Hauterkrankungen, wobei der trophische Zustand der Haut verbessert werden soll.
Bei Hauterkrankungen mit Röte und Irritationen kann man das Entgegengesetzte tun. Verlangsamen und öffnen von Yang Ming und Chao Yin läßt das Blut und die Energie mehr nach innen gehen:

Kältepunkte Di – Ma ⊕, Ro-Punkte Di – Ma ⊖

Kältepunkte He – Ni ⊕, King-Punkte He – Ni ⊖

Bei allergischen Hautsymptomen ist eine Überaktivität der Wei-(DE)-Energie der Fall. Diese Überaktivität kann unter anderem vermindert werden, indem man die Energien in der Holzloge verlangsamt, mit Hilfe von deren Kältepunkt Le 8 ⊕ und dem Mo-Punkt Le 14 ⊕.

Wenn GM durch von außen einwirkende Klimafaktoren gestört werden, dann werden meistens zuerst die oberflächlichen Niveaus angetastet und darauffolgend die tieferliegenden. Mit dem Tieferdringen der störenden Faktoren wird die Symptomatik ernsthafter (siehe Handbücher).
Um zu verhindern, daß ein störender Klimafaktor tiefer vordringt, können wir versuchen, die Yang-Niveaus zu unterstützen, indem man die Zirkulation in den Yin-Niveaus beschleunigt. Wir benützen dabei die Koppelungen, die zwischen Tae Yang und Chao Yin, zwischen Chao Yang und Tsiué Yin und zwischen Yang Ming und Tae Yin bestehen.
Durch Beschleunigen von Chao Yin und Verzögern von Tae Yang wird die Energieverteilung zwischen diesen GM verbessert und die Widerstandskraft in Tae Yang nimmt zu.

Also: bei einem oberflächlich störenden Klimafaktor wäre die Therapie:
Wärmepunkte He – Ni ⊕, Kältepunkte Dü – Bl ⊕

Bei einem exogenen störenden Klimafaktor, der tiefer dringt:
Wärmepunkte Tsiué Yin: KS – Le ⊕, Kältepunkte Chao Yang: 3E – Gb ⊕

Bei einem noch tiefer eindringenden Klimafaktor:
Wärmepunkte Tae Yin: Lu – MP ⊕, Kältepunkte Yang Ming: Di – Ma ⊕.

Für eine detailliertere Beschreibung der GM-Therapie kann man die verschiedenen Handbücher zu Rate ziehen.

Schmerzbehandlung

Wir kennen in der Akupunktur Schmerzsyndrome, die nicht mit den Erkenntnissen der westlichen Neurophysiologie übereinstimmen. Manchmal zeigen Patienten Schmerzen, die neurologisch nicht sein können, aber die genau zu einer Störung eines Meridiansystems passen.
Welches Meridiansystem für eine Schmerzbehandlung in Frage kommt, hängt von der Lokalisation ab und von der Frage, ob der Schmerz oberflächlich oder tief gelegen ist. Für eine gute Schmerztherapie ist eine gediegene Kenntnis der Anatomie der Meridiane notwendig.
Wenn eine Schmerzempfindung ganz oberflächlich ist und ein Patient gibt an, daß leichtes Streicheln über die Haut schon sehr schmerzhaft ist, dann ist meist die Rede von einem TMM-Syndrom. Das muß dann auch mit einer TMM-Behandlung angepackt werden (siehe Kapitel TMM).
Tritt der Schmerz bei Druck auf die Haut auf, dann sind möglicherweise die LLM der Hauptmeridiane am Schmerz beteiligt. Sitzt der Schmerz echt tief, dann können die AM oder WM eine Rolle spielen.
Es ist bei einer Schmerzbehandlung wichtig, daß versucht wird, das ganze Meridiansystem ins Gleichgewicht zu bringen und nicht nur auf den gestörten Meridian einzuwirken. Mit Hilfe der Anamnese, dem Fühlen der Pulse, dem Durchtesten der Meridiane mit einem Elektro-Akupunkturapparat, kann festgestellt werden, welche Meridiane aus dem Gleichgewicht sind und wie behandelt werden muß, um das Gleichgewicht wieder herzustellen. Es ist, allgemein gesagt, bei der Schmerztherapie vernünftig, erst die oberflächlichen Meridiansysteme zu gebrauchen und erst bei einer ungenügenden Wirkung die tiefer gelegenen Meridiane einzuschalten.

Es sind eine Anzahl von Schmerzbehandlungstechniken bekannt, wovon hier eine Anzahl folgt:
Bei einem kleinen Schmerzgebiet können wir das sogenannte **Petite piqûre** anwenden. Wenn ein Meridian durch das Schmerzgebiet läuft, stechen wir auf diesem Meridian den Akupunkturpunkt, der am dichtesten zum Schmerzzentrum liegt. Wir sedieren diesen Punkt und warten ab, ob der Schmerz nachläßt. Bleibt der Schmerz, dann tonisieren wir den ersten Akupunkturpunkt auf dem Meridian, der hinter dem Schmerzzentrum liegt. Zieht dann der Schmerz noch nicht weg, dann sedieren wir auch noch den Schmerzzentrumspunkt.

Manchmal ist das Stechen in einen Schmerzzentrumspunkt zu schmerzhaft, z. B. bei einer Trigeminusneuralgie. Es ist dann möglich, zumindest wenn der Schmerz einseitig ist, an der nicht-schmerzhaften Seite zu behandeln: der Schmerzzentrumspunkt wird dann contra-lateral tonisiert und der Akupunkturpunkt, der am dichtesten am Schmerzzentrumspunkt liegt, wird dort auch tonisierend gestochen, das sogenannte **Petit piqûre symmétrique**.

Wenn ein Schmerz langgestreckt verläuft und dem Verlauf eines Meridians folgt, dann kann das sogenannte **Grand piqûre** gebraucht werden.
Auch hier muß es ein einseitiger Schmerz sein. Bei einem grande piqûre stechen wir auf der nicht-schmerzhaften Seite den Lo-Punkt von dem Meridian, der auf der schmerzhaften Seite erkrankt ist. Wir warten genauso ab, ob der Schmerz nachläßt. Ist das nicht der Fall, dann stechen wir auch noch den Lo-Punkt der Tag-Nacht-Beziehung von dem betreffenden Meridian.
Beispiel: ein Patient hat rechts Schmerzen im Verlauf des Gb–HM. Wir tonisieren dann links dessen Lo-Punkt, Gb 37 ⊕ und fügen dann eventuell bei einer ungenügenden Wirkung den Lo-Punkt der Tag-Nacht-Beziehung dazu: He 5 ⊕, der auch nur links gestochen wird.

Oft folgt ein Schmerz nicht dem Verlauf von einem Meridian, sondern sitzt an einer Seite von einem Bein oder Arm und erstreckt sich über den Verlauf von ein paar Meridianen. In solch einem Fall können wir ein **Grand piqûre** mit Hilfe der **Gruppen-Lo-Punkte** durchführen.

Gruppen-Lo-Punkte verbinden jeweils drei Hauptmeridiane:

KS 5: He – KS – Lu
3E 8 : Dü – 3E – Di
Gb 39: Bl – Gb – Ma
MP 6: Ni – Le – MP

Beispiel: Bei einem Schmerz an der linken Rückseite des Beines stechen wir rechts Gb 39 ⊕. Wir warten genauso ab, und wenn der Schmerz unvollständig weggeht, fügen wir rechts noch KS 5 ⊕ hinzu (Gruppen-Lo-Punkt der Tag-Nacht-Beziehung von Bl–Gb–Ma).
Bei einem Schmerz, links an der Außenseite des Arms, stechen wir rechts 3E 8 ⊕, mit dazu eventuell, rechts, MP 6 ⊕.

Bei einer Schmerzbehandlung werden die Gruppen-Lo-Punkte, also zu zwei und zwei, gebraucht:
KS 5 + Gb 39 und 3E 8 + MP 6.

Ist ein Schmerz einseitig, intermittierend und geht mit einer Organisation einher (z. B. Magenschmerz, Darmkrampf, Schmerzen in der Gallenblasenregion usw.), dann ist eine AM-Behandlung angebracht. Siehe dazu auch Kapitel AM.

Tiefe chronische Schmerzen machen das Einschalten von WM notwendig. Dazu kann ein WM gebraucht werden. Der Kardinalpunkt wird dann tonisiert und ein paar Punkte im Verlauf des WM werden tonisiert. Wir behandeln den WM, der den deutlichsten Kontakt zum Schmerzgebiet hat.
Wir können auch Gebrauch machen von einer Technik mit Hilfe von verschiedenen Kardinal-Punkten:
Bei Schmerz an der Arm-Innenseite: Lu 7 ⊕, KS 6 ⊕.
Bei Schmerz an der Arm-Außenseite: Dü 3 ⊕, 3E 5 ⊕.
Bei Schmerz an der Bein-Innenseite: Mi 4 ⊕, Ni 6 ⊕.
Bei Schmerz an der Bein-Außenseite: Gb 41 ⊕, Bl 62 ⊕.

Ohrakupunktur ist eine Form der Akupunktur, die häufig eine gute Wirkung bei der Schmerzbehandlung hat. Die Wirkung ist meistens schneller, aber hält weniger lang an, wie bei der Körperakupunktur.
Elektrostimulation der Nadeln kann die Schmerzminderung fördern und kann das schmerzfreie Intervall verlängern. Es gibt allerlei Elektrostimulationsapparate im Handel, die mit einem biphasischen Strom arbeiten, mit einer Spannung von ± 10 Volt und einer Frequenz von 0 bis 100 Hz. Elektrostimulation wird häufig mit Ohrakupunktur kombiniert. Im Ohr sind die verschiedenen Körperteile projeziert (siehe dazu eine Ohrkarte). Im Ohr wird ein Punkt gesucht, der mit dem schmerzhaften Körperteil korrespondiert, der Ohrkorrespondenzpunkt (o.c.p.). Im Schmerzgebiet wird ein Punkt gestochen und danach der o.c.p. Die Punkte werden mit einem Elektrostimulator verbunden und mit einer so großen Spannung behandelt, daß die Stimulation noch nicht schmerzhaft ist. Meistens wird an der schmerzhaften Seite behandelt, bei ungenügender Wirkung bilateral. Diese Form der Akupunktur hat häufig eine bessere Wirkung als die Transcutane Neurostimulation (TENS), die in der Neurologie angewandt wird.
Schmerzbehandlung ist auch mit Hilfe von ein paar speziellen Formen der Akupunktur möglich: Kopfakupunktur, Hand-Fuß-Nasen-Mund-Akupunktur, worüber man Informationen in der diesbetreffenden Literatur findet.

Literatur

Burg, A. van der, *Handboek voor acupunktuur*, Ankh-Hermes, Deventer 1987 (2 Teile).

Molen, C. van den, *Acupunctuur, leer- en handboek van de practische acupunctuur*, De Tijdstroom, Gent 1987.

Wiseman, N., Ellis, A., Zmiexski, P., *Fundamentals of Chinese Medicine*, Paradigm Publ., Brookline, Massachusetts 1985.

Schnorrenberger, C., *Lehrbuch der chinesischen Medizin für westliche Ärzte*, Hippocrates Verlag, Stuttgart 1978.

Darras, J. C., *Objectif: acuponcture. traité d'acuponcture médicale*, Ed. Darras, Paris 1987 (6 Teile).

Chamfrault, A., *Traité de médecine chinoise*, Ed. Coquemard, Angoulême 1954 (5 Teile).

Schvallinger, C., *Acuponcture et électronique*, Maloine S.A. Ed, Paris 1986.

Xiangtong, Z., Chang, H., *Research on Acupuncture, Moxibustion and Acupuncture Anesthesia*, Science Press, Springer Verlag, Beijing 1986.

Xinnong, C., *Chinese Acupuncture and Moxibustion*, Foreign Languages Press, Beijing 1987.

Jing, C., *Anatomical Atlas of Chinese Acupuncture Points*, Science and Technology Press, Jinan 1982.